EL LIBRO DEL CÁNCER DE MAMA

La vida más allá del diagnóstico

EL
LIBRO DEL
CÁNCER
DE MAMA

La vida

más allá

del diagnóstico

Dr. Gerardo Castorena Rojí

AGUILAR

El libro del cáncer de mama
La vida más allá del diagnóstico

Primera edición: marzo, 2019

D. R. © 2018, Gerardo Castorena

D. R. © 2019, derechos de edición mundiales en lengua castellana:
Penguin Random House Grupo Editorial, S. A. de C. V.
Blvd. Miguel de Cervantes Saavedra núm. 301, 1er piso,
colonia Granada, delegación Miguel Hidalgo, C. P. 11520,
Ciudad de México

www.megustaleer.mx

D. R. © Penguin Random House / Amalia Ángeles, por el diseño de cubierta
D. R. © iStock, por la fotografía de portada
D. R. © Adrienne Wallsten Almegard, por la fotografía del autor

ISBN: 978-607-317-650-7

Impreso en México – *Printed in Mexico*

El papel utilizado para la impresión de este libro ha sido fabricado a partir de madera procedente
de bosques y plantaciones gestionadas con los más altos estándares ambientales, garantizando
una explotación de los recursos sostenible con el medio ambiente y beneficiosa para las personas.

Penguin
Random House
Grupo Editorial

A Annika, por la alegría que regalan tus ojos y tu sonrisa; me hace siempre una mejor persona.

A Andrés, por esa maravillosa sensibilidad que todos los días me recuerda lo que es importante en esta vida.

A Adrienne, mi compañera, mi cómplice, mi amiga y mi juez más implacable. Sog jul verbam!

A mi padre, ejemplo de perseverancia y honestidad. Te extraño, viejo.

A mi madre, por enseñarme de niño a vivir con optimismo y entusiasmo.

A todas las pacientes que con valentía, coraje, sonrisas, lágrimas y confianza han llenado mi corazón…

… Para ustedes es este libro.

Índice

Prólogo

Cáncer probablemente sea la palabra más odiada de la enciclopedia mundial, en el idioma que sea. La palabra impronunciable, pero de la que sin duda hay que hablar, explicar y entender ya que sólo así podremos prevenirlo, detectarlo a tiempo y darle la justa perspectiva a lo que nos puede suceder o a lo que nos está sucediendo. Y no es fácil, porque a veces implica usar términos complicados con bases científicas enredadas que sólo los médicos entienden. ¿Cómo explicar a alguien común y corriente estos conceptos sin hacer que se pierda en la información? La labor de traducción al lenguaje de los que no entendemos términos médicos complejos requiere no sólo un gran médico, sino ¡un gran comunicólogo! Puedo decir que parece más sencillo de lo que realmente es. Conservar la objetividad y precisión del tema, y al mismo tiempo hacerlo fácil y amigable para el lector, resulta en extremo complejo.

El libro del cáncer de mama logra ese objetivo. Explicarnos lo que necesitamos saber con fundamento científico y en un lenguaje sencillo, entendible, amigable, pero sobre todo humano. Gerardo entiende perfecto los retos físicos y emocionales que tiene que atravesar una persona diagnosticada con esta enfermedad y la lleva de la mano. La acompaña, la aconseja, la apapacha al mismo tiempo que la asesora y la previene de los riesgos de autocompadecerse y manipular la situación del cáncer a su favor. No sólo habla de los efectos en las pacientes; involucra el entorno íntimo de la familia y los amigos cercanos, así como el ambiente laboral. Hace las veces de un amigo muy bien preparado en el tema, que te asesora, te aconseja y te cuida, incluso de ti misma.

Se trata de un libro necesario ante el importante crecimiento de las cifras de esta enfermedad en México y el mundo entero, cuando la búsqueda de información asertiva y veraz se vuelve una tarea prácticamente imposible.

Gerardo comunica, educa y transmite de forma accesible y empática su conocimiento y experiencia en el tema, conseguidos a lo largo de una trayectoria de 15 años dedicados al diagnóstico y el tratamiento del cáncer de mama en México.

MARTHA DEBAYLE

Introducción

Si tienes este libro en tus manos es porque probablemente has sido, de alguna manera, tocada por el cáncer. Puede ser que tú o alguien muy querida hayan sido diagnosticadas. Quiero empezar por decirte que te entiendo. Sé de la ansiedad, angustia, desesperación, incertidumbre, tristeza, enojo y miedo que estás viviendo. Ante un diagnóstico de este tipo, es normal que todos estos sentimientos se acumulen de golpe en tu interior. Los sentimientos no son buenos ni malos; simplemente son, así que dales entrada y déjalos salir. De esta forma podrás empezar a trabajar en el proceso físico y mental de sanación. La salud emocional es, quizá, mucho más importante que la salud física; sanando tu mente y tus emociones, cambiando tu energía, puedes ayudar a tu cuerpo a restablecerse mejor y más rápido.

Mi intención, mediante este libro, es acompañarte y ayudarte a entender todos los pasos de este proceso. En mi experiencia el enemigo a vencer no es el cáncer, sino el miedo y la incertidumbre que siembran la desinformación y la ignorancia. Con ayuda de la información, la incertidumbre se desvanece y, como consecuencia, el miedo se va. Eliminando a estos dos enemigos tienes la libertad de elegir cómo quieres vivir este capítulo de tu vida. El camino puede ser doloroso y fútil o enriquecedor y de gran crecimiento.

En este libro encontrarás información valiosa que te ayudará a entender de forma clara esta enfermedad, pero sobre todo te dará herramientas para que de forma activa participes en la toma de decisiones junto con el equipo médico, con el fin de elevar al máximo la probabilidad de curarte y seguir adelante con tu vida, tus metas y tus sueños.

Por último, quiero decirte que padecer cáncer no es participar en ninguna guerra. Se habla mucho de luchas, combates, batallas, guerras y guerreras, y casi pareciera que, si no haces todo lo que te dicen, te estás dando por vencida. En realidad, la verdadera misión de combatir el cáncer corresponde a los médicos, no a las pacientes; somos nosotros quienes estamos obligados a encontrar alternativas y opciones siempre mejores para ustedes, nuestras pacientes. La lucha es nuestra, y tiene que estar siempre fundamentada en defenderte a ti: tu cuerpo, tu mente, tus emociones, tus principios, tus creencias y, no menos importante, tu economía. Cáncer: me gusta visualizar esto como una gran oportunidad de análisis, introspección y crecimiento individual, un alto en el camino para reinventarte, más que como una tragedia. Es tu obligación involucrarte y participar activamente. Y si logras responder las siguientes dos preguntas estarás más cerca de alcanzar un crecimiento personal inmenso y muy probablemente logres seguir adelante con tu vida: ¿para qué estoy viviendo este proceso? y ¿qué sigue?

Aunque no lo creas, hay una vida satisfactoria y plena después del cáncer de mama. Es tu derecho, pero también tu obligación perseguirla.

Mi maestro y amigo, el doctor Jaime Cesarman, me enseñó que la relación médico-paciente se fundamenta en cinco valores: amor, respeto, confianza, comunicación y empatía. Estos valores serán los cimientos de este libro y nos permitirán establecer, a ti y a mí, una relación significativa. Espero que encuentres en estas páginas un apoyo con información valiosa que te ayude a transitar de la mejor forma este camino. Agradezco que me des la oportunidad y el privilegio de acompañarte en este proceso. Me gustaría escuchar de ti, pues este libro es tuyo. Si tienes alguna duda, comentario, o simplemente quieres ponerte en contacto conmigo, escríbeme a milibrocancerdemama@gmail.com.

1
¿De dónde viene el cáncer?

Nunca se me va a olvidar la historia de dos buenas amigas: Carmen y Marcela. Un día, las dos amigas vinieron juntas a mi consulta. Carmen vino, en realidad, acompañando a Marcela. Marcela estaba muy nerviosa porque en su familia había muchos antecedentes de cáncer. Por tal motivo, le pidió a Carmen que la acompañara al oncólogo especialista en enfermedades mamarias (también llamado mastólogo). El miedo de Marcela era recibir alguna mala noticia respecto a sus estudios. Sin embargo, resultó que Marcela estaba perfecta, pero los estudios de Carmen arrojaron resultados que me llamaron la atención y decidí investigar más. Sí, efectivamente, se trataba de cáncer. Ante ello, la sorpresa de Carmen fue tan grande que me miró fijamente y dijo: "¿Por qué?, si en mi familia no hay cáncer".

El caso de Carmen es muy común, debido a que no es necesario que los familiares hayan padecido cáncer para ser más propensos a esta enfermedad. Hoy en día nos enteramos de muchos casos de cáncer a nuestro alrededor. ¿A qué se debe?

¿Por qué hace 50 años los casos eran raros? Por lo menos en la gente cercana. ¡Ahora es tan común!

Seguramente te has preguntado varias veces: ¿por qué hay tanto cáncer?, ¿de dónde viene?, ¿qué lo provoca?, ¿me va a dar a mí? Todas estas dudas están en la mente de muchas personas, y las respuestas no son del todo claras. En plena era de la información, parece existir mayor confusión que nunca. Hoy nos desenvolvemos socialmente como grandes expertos en múltiples temas de los cuales, honestamente, no tenemos ni idea. Un pequeño párrafo leído o escuchado en algún medio de difusión parece que nos convierte en personas "expertas" y nos da permiso social para difundir información que probablemente no sea cierta. Esto genera confusión y caos. En la actualidad ya no sabemos qué información es correcta, qué creer y, sobre todo, cómo defendernos. Aclaremos, pues, algunos conceptos que te permitirán entender mucho mejor lo que es esta enfermedad.

GENÉTICA, ESTILOS DE VIDA Y CÁNCER

Para que alguien enferme de cáncer es indispensable que se conjunte una serie de factores, los cuales se agrupan en dos grandes categorías: genéticos y ambientales.

¿Cómo funcionan los factores genéticos? Todos nacemos con genes heredados de nuestros padres: mitad de mamá y mitad de papá. Estos genes tienen información de cómo somos —color de piel, pelo, ojos, estatura, etcétera— y de cómo vamos a crecer y funcionar a lo largo de nuestra vida. Resulta que también hay padecimientos que se pueden heredar a través de los genes, como algunos tipos de enfermedad cardiaca, diabetes, artritis, cáncer, entre otros.

Sin embargo, también hay patologías que no tienen absolutamente nada que ver con los genes. Pero, como en todo, hasta en esto hay grises, pues hay genes que nos vuelven susceptibles a ciertas enfermedades. Eso quiere decir que éstas requieren la interacción con el medio ambiente para desarrollarse. Estos casos se llaman "familiares" y se presentan cuando no necesariamente hay un gen defectuoso heredado, pero sí un gen susceptible que, al agregarle el estilo de vida particular compartido por varios miembros de una familia, hace que se desarrolle la enfermedad.

¿De qué estoy hablando? Por ejemplo, si soy genéticamente susceptible a desarrollar diabetes y en mi familia hay muchos diabéticos, pero conservo un peso adecuado y mi alimentación es correcta, no desarrollaré ese padecimiento.

EL EFECTO ANGELINA JOLIE

Por lo que toca al cáncer, hay genes que se heredan con alteraciones y que, científicamente, se llaman mutaciones. Esos genes mutados harán que desarrollemos cáncer de forma casi segura en algún momento de nuestra vida. En México, el porcentaje de cáncer que corresponde a genes mutados heredados es muy pequeño: entre 5 y 10%.

Para ser más específico, voy a recordar el caso de la actriz Angelina Jolie. Ella nació con dos genes mutados heredados, los llamados BRCA1 y BRCA2. BRCA es un acrónimo de BReast CAncer, que en inglés significa "cáncer de mama".

Esos genes mutados indican que ella tenía una probabilidad cercana a 96% de desarrollar cáncer de mama. Por esta razón, decidió quitarse los senos por medio de una operación llamada mastectomía bilateral. Con esa intervención logró *disminuir*, mas no eliminar, la probabilidad de padecer la enfermedad.

En mi opinión, y dadas las circunstancias específicas de Angelina, ésa fue una decisión muy acertada. Sin embargo, la información incompleta y sensacionalista ocasionó un fenómeno mundial llamado "el efecto Angelina Jolie". Tal fue su impacto que los genes mutados BRCA1 y BRCA2 fueron denominados, en diversos medios de comunicación de Estados Unidos, Europa y Latinoamérica, como "genes Angelina Jolie". Todo esto desencadenó a nivel mundial una solicitud increíblemente alta de mastectomías "preventivas".

Aquí la pregunta sería: ¿actuaron bien esas mujeres quienes, más bien, estaban contagiadas por el miedo y la paranoia de padecer cáncer de mama? Al respecto puedo decir que estas solicitudes para realizarse la mastectomía bilateral no tuvieron fundamento ya que, si no existe mutación en los genes mencionados, la probabilidad de desarrollar cáncer genéticamente heredado es muy baja, casi nula. Además, ese tipo de operaciones REDUCE el riesgo de padecer la enfermedad (hasta 90%) mas no lo ELIMINA.

¿Cómo es posible esto? Todos tenemos unos genes llamados protooncogenes, los cuales, cuando se activan, generan cáncer, y cuya susceptibilidad varía de una persona a otra. El consuelo es que también tenemos genes capaces de detener la expresión de los protooncogenes: los llamados genes supresores, que nos protegen del cáncer. ¿Cómo se traduce esto?

Genéticamente, nuestros cuerpos están en constante lucha para equilibrar los factores agresores y los mecanismos de defensa. Más de una vez he escuchado a fumadores justificar su hábito diciendo que hay gente que fuma toda su vida y nunca desarrolla cáncer de pulmón. ¿Esto es cierto? Pues sí, sí lo es, pero son casos muy raros, de personas con genes muy fuertes y poco susceptibles a desarrollar cáncer. Insisto, ¡son situaciones muy extrañas!

En general, es muy sencillo explicar las cosas cuando se trata de causa y efecto. Es decir, si hacemos algo dañino para nuestros genes, la labor de defensa de nuestro organismo se volverá muy complicada. En este caso, *dañino* significa consumir alimentos procesados (químicos), fumar, tomar alcohol en exceso, exponernos a tóxicos ambientales, llevar una vida sedentaria, tener sobrepeso, consumir hormonas y sustancias artificiales, etcétera. De esta manera, con el tiempo el organismo no podrá más y generará un cáncer.

La gran mayoría de los casos de cáncer que vemos en México corresponde a este apartado, lo cual significa que nuestra forma de vida está provocando la enfermedad y que podemos poner en práctica muchas estrategias exitosas antes de que eso suceda.

LOS DOS PIES EN EL CAMINO FÁCIL

¿Has pensado que nuestras vidas son "cómodas"? Reflexiona por un momento. Hemos cambiado "sentido" por "sensaciones". ¿Qué quiero decir? Estamos en una búsqueda constante para satisfacer nuestras necesidades de forma casi inmediata: hambre, frío, vacío, inseguridad, soledad.

En vez de dar sentido a nuestra vida procurando soluciones a largo plazo que nos hagan crecer, elegimos eliminar la "molestia" con rápidos subterfugios. Y aunque esos caminos brindan placer, también son fugaces y a corto plazo. Esto se traduce en estilos de vida que constituyen el asiento inmejorable de enfermedades crónico-degenerativas. Lo que es peor: como sociedad, estamos convencidos de que ¡los atajos son los mejores caminos!, además de ser muy poco, o nada, previsores.

La medicina preventiva está a años luz de poder implementarse en nuestro país, ya que simplemente no creemos en ella: ¡hoy estamos "bien" y eso es más que suficiente!

¿Sabías que, en países culturalmente avanzados, la gente acude al médico para conservar su salud? ¡Incluso hay sistemas sanitarios en los que se recompensa al médico que mantiene a su población más sana!

Quiero detenerme un momento aquí. Es importante saber a qué clase de médico debes acudir. Los ginecólogos son especialistas extraordinarios; se encargan de tratar, apoyar y educar acerca de todos los asuntos relacionados con la reproducción humana. Sin embargo, de manera ideal, el médico que debe acompañar y aconsejar en la prevención, el diagnóstico y el tratamiento de cualquier tipo de cáncer es el oncólogo.

Pero ¿qué pasa? Tememos a la palabra *cáncer*, ¿verdad? ¡Nadie quiere ir a ver al oncólogo! Mucha gente tiembla ante la idea de hacer cita con uno. En este sentido, creo que el gremio médico parte de bases equivocadas. ¿No deberíamos prevenir el cáncer en vez de curarlo? Esto se logra cuando la gente acude por información y educación con la persona adecuada, antes de que exista un diagnóstico. A mí me suena lógico. Mi punto: es mejor ir al oncólogo para no necesitar nunca sus servicios. Me gustaría que guardaras este concepto muy dentro de tu cabeza y de tu corazón.

Por último, existe la creencia casi mítica de que, si enfermamos, siempre habrá píldoras, tratamientos milagrosos o mágicos, así como remedios que nos sacarán del apuro.

El verdadero problema radica en que pocos de nosotros somos conscientes de todos los conceptos anteriores. Nos pensamos invencibles, ¿no? En consecuencia, cuando llega la enfermedad, en muchos casos es tarde.

Así pues, quiero cerrar este capítulo con la historia de las dos buenas amigas que acudieron a mi consulta. Carmen pensaba que gozaba de cierta inmunidad por no tener antecedentes familiares que la pusieran en riesgo. Sin embargo, desarrolló cáncer por el estilo de vida que llevaba.

La mejor manera de atacar el cáncer es prevenirlo, con el fin de nunca tener que enfrentarlo. En otras palabras, debemos crear conciencia y comenzar a adoptar estilos de vida saludables que nos ayuden a defendernos y protegernos de las enfermedades crónico-degenerativas. Si no te cuidas, aunque en tu familia no haya gente con una enfermedad determinada, puedes ser el primero en desarrollarla. ¿Qué estás esperando?

2
Diez mitos que dominan la mente

DE LO QUE ESCUCHAS, LEES Y VES, ¿QUÉ ES CIERTO?

Una de las conferencias que más imparto se titula "Más allá del cáncer de mama. Mitos que dominan la mente". Y siempre que la pronuncio me gusta iniciar con la siguiente dinámica. En una pantalla proyecto la palabra *cáncer* en rojo y con letras grandes. Después pregunto a los presentes: "Cuando ven esta palabra, ¿qué les viene a la mente?" Inmediatamente, el público enuncia: "muerte", "dolor", "sufrimiento", "pena" y cualquier cantidad de connotaciones negativas. Posteriormente los detengo y les planteo una segunda pregunta: "¿Alguien sabe por qué vienen a su mente estas palabras?" Porque las palabras tienen carga emocional, ¿cierto? En este sentido, les propongo otro ejercicio. Les pido que cierren los ojos, que pongan la mente en blanco y escuchen un nuevo término. Cuando todos tienen los ojos cerrados, digo: "¡Vacaciones!" ¿Qué veo en ese momento? Como por arte de magia, se dibujan sonrisas en los rostros. ¿Por qué crees que sucede esto? ¿Por qué la palabra *cáncer* tiene una carga emocional negativa y *vacaciones* tiene una carga emocional positiva? En general, la carga emocional de la palabra *cáncer* proviene de la mala información en torno a ese padecimiento. En relación con ello, planteo algo muy sencillo y práctico: si el cáncer fuera lo que la gente cree que es, yo no sería oncólogo.

El problema de la mala información es que genera creencias. Los fenómenos dejan de ser lo que son para convertirse en lo que crees que son. Así es como se originan los mitos.

¿Y qué es un mito? Es la exaltación o exageración de una situación que puede pasar por cierta. El problema de los mitos negativos es que producen miedo. Y el miedo origina, básicamente, dos reacciones primarias. La primera de ellas es el movimiento. ¿Cuándo me muevo? Cuando mi vida está en inminente peligro, por ejemplo, si estoy a punto de ser atropellado. La segunda reacción es la parálisis, y es lo que provoca el cáncer de mama. Las personas temen ser diagnosticadas con este tipo de cáncer y, por lo general, se paralizan. Entonces, ¿qué o quién es realmente el ENEMIGO? ¿El cáncer o el miedo? Definitivamente, el MIEDO y la IGNORANCIA, derivada de todas las cosas que menciono. Aquí cito la frase de Paulo Coelho: "¡Cuántas cosas perdemos por miedo a perder!"

Antes de continuar con los mitos en torno al cáncer quiero recordar la definición de *mito* que consigna la Real Academia de la Lengua (RAE): "Persona o cosa a la que se atribuyen cualidades o excelencias que no tiene". Es decir, se trata de un conjunto de creencias e imágenes idealizadas que se forman alrededor de un personaje o fenómeno. Sin embargo, quiero aclarar que un mito no es necesariamente una mentira. Puede ser exageración e idealización de una verdad, o bien una verdad que fue cierta pero que en la actualidad ha perdido validez.

¿Qué tan fácil o difícil es crear un mito? Para demostrar que es muy fácil, durante la conferencia cuento al público que tengo un perro verde, el cual es un sueño que se originó en mi infancia y que hice realidad con la ayuda de mis amigos genetistas. Lo digo con tanta seriedad que la gente, por momentos, realmente cree que tengo un perro verde. Y por supuesto que no lo tengo. Después les muestro una caricatura. ¿Verdad o mito? He aquí el punto. Es muy fácil originar un relato más o menos verídico con ciertos elementos de la historia personal, hasta construir algo que parece completamente cierto. El problema real es éste: si con algo tan mínimo y absurdo —el perro verde— puedo crear un mito, imagínate qué sucede con la información que circula sobre temas importantes para la salud, como el cáncer de mama. Hay que ser muy cautelosos con lo que leemos y escuchamos por ahí, aunque parezcan cosas reales.

"NO TIENE LA CULPA EL INDIO, SINO EL QUE LO HACE COMPADRE"

El principal problema de los mitos es que tienen dos actores: quien los dice y quien los escucha. Pero ¿quién crees que sea más peligroso en este círculo de difusión de la información? Definitivamente, el que escucha, porque es quien hace caso a quien transmite la historia.

Otro problema de los mitos es que se reproducen de forma muy rápida, sobre todo con las tecnologías y los medios informativos que nos rodean. Por eso, cualquier información con cierto contenido morboso puede dar la vuelta al mundo en horas. Cuando en mi consultorio me encuentro con una persona que se deja guiar por un mito, le digo: "Parece que lo que te gusta no es la información, sino el chisme". Suena severo, pero es muy importante que entiendas que debes tomarte el tiempo para investigar qué, de lo que se dice sobre el cáncer de mama, es verdad, y qué es mentira. Sobre todo si se trata de algo tan importante como tu salud.

Pero no todo es tu culpa. No te sientas mal. En torno a los mitos también está el aderezo de la prensa sensacionalista, que muchas veces emplea titulares como: "Combate gobierno cáncer de mama", en plana completa y como nota principal. También recuerdo otro que decía: "Surge nueva esperanza contra el cáncer de mama". Cuando leo esos cabezales imagino a un personaje montado en un caballo blanco, blandiendo una lanza y dirigiendo a un ejército que también cabalga para luchar contra un gran tumor maligno. Sin embargo, luego nos enfrentamos con otra realidad. Si el gobierno ya combatió el cáncer de mama y ya surgió la cura, como lo anunció la prensa sensacionalista, nos preguntamos (y con razón): entonces, ¿por qué hay tantos casos? Algo no cuadra. Y, una vez más, nos topamos con un muro de contención: ¿qué sí debo creer y qué no debo creer?

Mi primera recomendación respecto de los mitos sobre el cáncer de mama es que no repitas información si no tienes la seguridad de que es veraz; de lo contrario contribuirás a difundir el MIEDO, la IGNORANCIA y la FALTA DE INFORMACIÓN.

Bien decía Martin Luther King: "No me duelen los actos de la gente mala, sino la indiferencia de la gente buena". En ese sentido, el gobierno, los hospitales y los médicos no somos los únicos responsables de cuidar la mala información que se genera alrededor del cáncer de mama; también es cosa tuya.

Quizá dirás: "¿Por qué yo? ¿Qué tengo que ver con todo esto?" Bueno, tú puedes ser o no quien impida que un ser querido vaya a hacerse una mastografía. Y también puedes ser o no quien se abstuvo de difundir información errónea o falsa. Ésa es la manera más eficaz de salvar vidas.

¿Y cuál es el antídoto para el MIEDO y la IGNORANCIA? Un concepto que no a todos nos gusta: la RESPONSABILIDAD. Es decir, debo hacerme responsable de lo que leo y difundo.

Ahora bien, todo esto fue un preámbulo para explicarte cuál es el daño real de los mitos y por qué no hay que hacerles caso a ciegas. A partir de ahora, la responsabilidad está en tus manos: INFÓRMATE y ACTÚA contra la desinformación que tanto mal hace a tu salud y la de los demás.

Quédate con la siguiente reflexión: ¿qué tienen en común contigo mujeres como las cantantes Kylie Minogue y Alejandra Guzmán, entre muchas otras famosas? Claro, además del hecho de que son mujeres y tienen senos. ¿No lo sabes? Que ellas también pensaron que NUNCA LES IBA A PASAR. No esperes a recibir una sorpresa. Comienza a cuidarte desde ahora.

MITOS, UNO POR UNO

1. ¿Hemos llegado a la prevención?

Cuando en mis conferencias pregunto al público: "¿Qué es la prevención del cáncer de mama y qué medidas preventivas existen?", mucha gente responde: "Hacerse la mastografía". "No —replico—. Hacerse la mastografía es detección temprana, no prevención".

En general, las respuestas que recibo al plantear este cuestionamiento se refieren a la detección oportuna, que en la actualidad, erróneamente, se confunde con prevención.

La pregunta que quizá te estás haciendo es si existen los programas de prevención. La respuesta es sí. Sí existen y tienen que ver con los cambios de estilo de vida que describiré en este libro, además de una serie de cosas que, para serte sincero, creo que aún estamos muy lejos de poner en práctica. Ese largo camino se vislumbra lejano porque no entendemos la medicina preventiva.

Así que aquí te va el primer mito que vamos a derrumbar: hasta ahora, ¡no existe la prevención! Sólo hay detección temprana. ¿Quieres aplicar modelos preventivos? Se puede. En el siguiente capítulo explicaré los primeros pasos. Pero, al día de hoy, por lo menos en México, no existen modelos preventivos efectivos en funcionamiento.

2. ¿Cáncer es igual a muerte?

Este mito es fácilmente refutable. La posibilidad de sobrevivir a un cáncer de mama en México, si te atiendes en hospitales serios (públicos o privados), es de 65%. Este porcentaje ha crecido de forma importante en los últimos años gracias a un mayor conocimiento científico de la enfermedad, la incorporación de nuevas tecnologías, una mejor y mayor preparación de médicos, enfermeras y técnicos, y una mayor conciencia y participación de la población. Así que hoy en día es mucho más fácil sobrevivir al cáncer de mama que morir por esa causa. Para que esto ocurra es necesario, primero, que cuentes con un diagnóstico oportuno, y, segundo, que te pongas en manos de un equipo de especialistas bien entrenados. Te sorprendería saber cuánta gente, por ignorancia, miedo o desesperación, recurre a médicos que no están calificados. ¿Cómo saber si alguien está calificado? Muy sencillo: ¡preguntando!

En países de primer mundo, la posibilidad de sobrevivir al cáncer de mama es de 85%. En México, como ya mencioné, falta conciencia, cultura y una participación social más activa para elevar ese porcentaje. Es decir, sí se puede, pero hay que trabajar mucho. Puedo decirte que, hasta ahora, junto con el equipo de especialistas que conforman Mexico Breast Center, hemos alcanzado una cifra cercana a 85% de curación, lo que coincide con los datos del primer mundo. ¡Y vamos por más!

3. Genes y cáncer de mama

Aunque abordé este tema en el capítulo anterior, es muy importante que tengas presente el siguiente dato: ¡95% de los casos de cáncer de mama no tiene que ver con genes heredados! En consecuencia, sólo 5% de los casos de cáncer de mama está asociado con factores hereditarios.

Por eso recuerda: la mayoría de los casos de cáncer tiene su origen en el estilo de vida. Con mayor razón, el primer paso es cambiar ahora, hoy mismo, tu estilo de vida, si queremos reducir la incidencia de la enfermedad. Si no tienes antecedentes familiares, qué bueno, pero aun así estás en riesgo. El riesgo real de las mujeres mexicanas es de 13%. Esto quiere decir que una de cada ocho mujeres desarrollará cáncer de mama, cifra que se incrementa día con día. Por ello, más vale que empieces a detener ese incremento antes de que el cáncer de mama toque a tu puerta. Los tres puntos importantes:

- Dieta sana con peso sano.
- Actividad física.
- Evitar tóxicos como tabaco, alcohol, entre otros.

Quiero aclarar que, si bien no podemos evitar que a la gente le dé cáncer de mama, sí podemos impedir que muera por ese motivo. La responsabilidad de la que hablamos en líneas anteriores recae, fundamentalmente, en ti. En todos y cada uno de nosotros. Esto también significa que a todas las mujeres debemos cuidarlas de igual manera, tengan o no antecedentes familiares.

4. ¿Tienen mayor riesgo las mujeres con senos grandes?

Cuando las personas mencionan este mito, yo respondo que percibo una pinceladita de envidia: "Cómo no le iba a dar cáncer de mama, si se iba para adelante", les digo, entre otras frases curiosas que causan mucha risa. Para refutar este mito puedo decirte que, en definitiva, presentar mayor cantidad de tejido mamario no equivale a tener mayor probabilidad de desarrollar cáncer de mama. Aquí aprovecho para explicar que los hombres tenemos muy poco tejido mamario y, sin embargo, podemos desarrollar cáncer de mama. Y aunque la posibilidad es muy pequeña, existe.

5. ¿Causa cáncer de mama usar sostén apretado?

El mito del sostén está muy bien construido y se parece al del perro verde. Les voy a explicar por qué. Sus promotores afirman que, si tienes una varilla presionándote y, al mismo tiempo, un sostén apretado, impides el adecuado drenaje linfático. Esto ocasionaría una acumulación de toxinas y, a la larga, cáncer de mama. Realmente eso no tiene fundamento, y se ha demostrado en muchos estudios serios, internacionales, así como en varios centros hospitalarios. Por tanto, puedo decir con seguridad que el sostén no causa cáncer de mama. Si quieres usarlo o no, es tu decisión, pero debes saber que no tiene nada que ver con el cáncer de mama.

6. Si usas desodorante, ¿te puede dar cáncer de mama?

Este mito es muy similar al anterior. Quienes difunden esa información también errónea aseguran que los desodorantes evitan la secreción de las glándulas sudoríparas, lo que genera una acumulación de toxinas que con el tiempo causa cáncer de mama. Esto es totalmente falso. Las glándulas sudoríparas sólo excretan agua y sal. Su función no es eliminar toxinas. Así que aquí derrumbamos el sexto mito por no tener fundamento real. No obstante, usar químicos o productos que no son benéficos para la piel sí puede generar cierto nivel de toxicidad, ya que esas sustancias se absorben y se acumulan. Esto incluye los desodorantes, pero también champús, tintes y cremas. Yo no me atrevería a afirmar que el desodorante causa cáncer de mama, pero sí que untar sustancias nocivas contribuye a la existencia de cierto grado de daño acumulativo sobre el organismo.

7. ¿Las prótesis mamarias pueden provocar cáncer de mama?

El mito de que las prótesis mamarias causan cáncer de mama fue parte de un movimiento internacional. Déjenme contarles que originalmente las prótesis mamarias de silicón las producía un solo fabricante. Sin embargo, apareció la competencia: una compañía muy innovadora y disruptiva que diseñó otro tipo de prótesis. En lugar de silicón, este nuevo fabricante usó una solución salina, lo cual tuvo repercusiones comerciales considerables. Al verse afectada, la compañía pionera lanzó una campaña de desprestigio contra la competencia, diciendo que las prótesis de solución salina causaban cáncer de mama. ¿Cuál fue la sorpresa? Que ambas industrias resultaron afectadas al difundirse el mito de que las prótesis en general, sin importar el material de que estuvieran hechas, generaban cáncer de mama.

En la actualidad sabemos que las prótesis mamarias no sólo no producen cáncer, sino que tampoco impiden diagnosticarlo. Así que, si decides ponerte prótesis, no hay impedimento para que estés en constante revisión. Eso sí, antes de someterte a cualquier procedimiento mamario con un cirujano plástico, por favor tómate el tiempo para ir con un oncólogo con el fin de que te evalúe y te diga si todo está bien para proceder con tus planes.

Ahora, quizá te preguntes: ¿los estudios de detección oportuna, como la mastografía y el ultrasonido, pueden reventar las prótesis mamarias? La respuesta es que, realizados de forma correcta, esos procedimientos no deberían afectar las prótesis. De ahí la importancia de que los hagas con expertos que cuenten con los aparatos adecuados.

Por lo que toca al ultrasonido, se lleva a cabo de una sola manera, sin importar si las mujeres tienen o no prótesis mamarias. En cambio, en la mastografía, cuando las mujeres tienen prótesis, se aplica una técnica especial llamada Ecklund, con la cual se puede tener una mejor proyección de la glándula mamaria, sin correr el riesgo de dañar la prótesis. Cuando acudas a practicarte la mastografía, pregunta al personal si está familiarizado con esa técnica.

No obstante lo anterior, cabe aclarar que, aunque los casos son muy raros, sí es posible que debido a un estudio de diagnóstico oportuno se reviente una prótesis mamaria. Insisto, esto tiene que ver con diversos factores, ajenos a la naturaleza de la mastografía o el ultrasonido, como la mala calidad de las prótesis, el descuido de quien opera el mastógrafo o no haber acudido con las personas indicadas. En todo caso, si una prótesis mamaria estalla no ocasiona ningún daño pues su contenido es agua.

Si las prótesis fueran causa de cáncer de mama, como reza el mito, el porcentaje de mujeres con ese padecimiento en México aumentaría notablemente, ya que somos uno de los tres países de América Latina con más implantes (los otros dos son Colombia y Brasil).

8. ¿Un golpe directo en el seno puede provocar cáncer de mama?

Cuando alguien me dice que tiene cáncer de mama y lo relaciona con un golpe que recibió hace algunos años, yo le respondo que eso no es así. Hace más daño un trauma sostenido —por ejemplo, la irritación derivada del constante contacto con químicos, como los del tabaco con la boca, la garganta y los pulmones— que un solo golpe en los senos. Fumar sí es una agresión constante, de modo que el tabaquismo puede ocasionar cáncer, incluso de mama.

Ahora, imaginemos un escenario extremo. Si a alguien lo golpean en el mismo lugar de forma constante (por muchos días, meses o años), probablemente desarrolle cáncer. Sin embargo, éste no se debería al golpe, sino a una inflamación persistente y a la incapacidad del organismo para combatir tal inflamación: antes de poder ser reparado, el tejido ya estaría siendo afectado por un nuevo impacto. Sin embargo, jamás he visto que un solo golpe directo en el seno dé lugar al cáncer de mama. Y al menos hasta ahora no he recibido pacientes que se dediquen al box femenil y que por ello hayan desarrollado cáncer. A la fecha, nada ha demostrado que eso ocurra, de modo que ¡octavo mito refutado!

9. ¿Los aparatos electrónicos pueden ocasionar cáncer de mama?

Los teléfonos celulares, tabletas y computadoras funcionan con el mismo principio y nivel de radiación que describiremos en el siguiente capítulo, cuando hablemos de mastografías y vuelos en avión. Sabemos que los aparatos electrónicos generan radiaciones constantemente. Hay estudios que señalan que la radiación directa puede producir cáncer en el sistema nervioso central, es decir, en el cerebro. La verdad es que hoy en día no se sabe si eso es cierto; no obstante, si ves televisión, lees libros electrónicos, usas computadora y celular, entre otros estímulos, estás exponiéndote a una cantidad significativa de radiación. Aun así, no me atrevo a determinar que eso propicia el cáncer. Hasta la fecha no hay pruebas de ello. Consejo: trata de depender lo menos posible de esos aparatos y de convivir más directamente con las personas y la naturaleza.

10. ¿A más edad eres menos propensa al cáncer de mama?
El último mito que voy a refutar es el que afirma que, si ya tuviste la menopausia y rebasas cierta edad, no puede darte cáncer de mama. Esto no es cierto: mientras más edad tengas, más probabilidad tienes de padecer cáncer de mama. La posibilidad de que una mujer menor de 30 años lo desarrolle es de 1 en 2 212; en cambio, en mujeres de 80 años la probabilidad es de 1 por cada 8. Entonces, ¿qué mujeres deben explorarse? Todas las que tienen senos, desde que empiezan a crecer hasta la tercera edad.

¿DÓNDE PUEDES ENCONTRAR INFORMACIÓN VERAZ?

Mi recomendación es que siempre recurras a las páginas electrónicas oficiales de organismos sólidos, como el Instituto Mexicano del Seguro Social (IMSS) y el Instituto Nacional de Cancerología (Incan), en México, así como el Instituto Nacional del Cáncer de los Estados Unidos (NCI), el cual tiene información en español.

Todos esos organismos se preocupan y trabajan para hacer llegar información veraz al público en general. Hay pocas publicaciones serias que puedas entender si no eres médico; este libro es una de ellas.

Infórmate de manera RESPONSABLE y ¡no acudas a páginas *patito!*

3
¿Qué puedes hacer hoy?

LA MEJOR DEFENSA ES ATACAR ESAS CÉLULAS QUE SE NIEGAN A MORIR

Como vimos en el capítulo anterior, realmente son muy pocos los casos de cáncer que podemos atribuir a genes heredados. Por tanto, cualquier persona, mujer u hombre, es susceptible de desarrollar cáncer de mama, con independencia de que existan o no antecedentes en su familia. No obstante, es importante aclarar que los casos de cáncer de mama en hombres son muy raros.

De esta suerte, si la mayoría de los casos depende de nuestra forma de vida, podemos disminuir la probabilidad de que nos dé cáncer mediante estrategias sencillas. Y me refiero a muchos tipos de cáncer, no sólo el de mama.

Antes de comenzar a detallar cada una de esas estrategias, quisiera dejar muy claro que eliminar por completo el riesgo de padecer cualquier enfermedad es prácticamente imposible. Lo que sí podemos hacer es reducir en gran medida la probabilidad de desarrollarla.

Las estrategias que leerás en este capítulo sirven para aminorar riesgos, pero también pueden aplicarse si ya has sido diagnosticada o diagnosticado, pues al modificar tu estilo de vida contribuirás de forma importante a que el tratamiento tenga mayores posibilidades de éxito.

Quiero que entiendas que un buen estilo de vida puede hacer que un tratamiento dé mejores resultados y que lo resistas de mejor manera, además de contribuir a una recuperación más rápida. Y, sobre todo, ayudará a tu cuerpo a disminuir de forma significativa la posibilidad de que el cáncer regrese. Curar el cáncer no es lo difícil; ¡evitar que regrese es el verdadero reto!

Una de las dificultades más constantes en mis consultas es explicar a mis pacientes qué es lo que padecen. Para ello siempre recurro a una imagen muy poderosa: el cáncer, les digo, es un pequeño ejército de células que se niegan a morir. Y no sólo eso: ¡también tienen la intención de reproducirse! ¡Y en grandes cantidades! Su objetivo es formar un ejército más grande. El problema es que, al ser un ejército de soldados viejos, las funciones que desempeñan esas células son defectuosas y, por tanto, dañan el terreno por el que avanzan.

Lo anterior quiere decir que el cáncer es un fenómeno en el cual las células, que en condiciones normales están destinadas a morir, no lo hacen; buscan perpetuar su existencia, se vuelven viejas y defectuosas. Y como esa resistencia no es suficiente, y tanto es su mal, también producen sustancias tóxicas e invaden tejidos vecinos o distantes. Con el tiempo, si no se hace nada, ocasionan la muerte del huésped.

Ahora, ¿por qué nuestro organismo no nos preserva de ese ejército de soldados malhechos y maliciosos? El mecanismo de defensa de nuestro cuerpo, también llamado sistema inmune, debe estar en balance con las agresiones. Te lo explico de esta manera: puede que el estímulo dañino sea muy fuerte —por ejemplo, cánceres extremadamente agresivos y/o hereditarios, tabaquismo, consumo excesivo de alcohol, exposición a químicos o radiación potentes, etcétera— y que supere por completo la capacidad del sistema inmune para protegernos. También puede ocurrir que el sistema inmunológico esté debilitado por alguna razón y, por ende, sea incapaz de combatir al agente nocivo.

Partiendo de esa base, quizá es poco lo que podamos hacer ante una enfermedad agresiva o genéticamente heredada, pero es mucha nuestra aportación ante todo lo demás. Los consejos que leerás a continuación tienen un solo propósito: fortalecer tu sistema inmune. Esto te hará un blanco más difícil para el cáncer o te ayudará a combatirlo si ya lo padeces.

¿CÓMO DEBES CUIDARTE?

1. ¿Qué debes comer? Cómo evitar la adicción a la chatarra

Hay una realidad que nadie nos ha dicho con suficiente firmeza: ¡no existe la comida chatarra: o es comida o es chatarra!

En este sentido, es muy importante aclarar y difundir que hay una gran diferencia entre la alimentación y la nutrición. Un alimento puede ser cualquier cosa (llamada comida) que entre en el aparato digestivo; no es necesario que tenga características específicas. Por otro lado, un nutriente es un alimento que aporta los elementos necesarios para el buen funcionamiento del organismo. Si algo hacemos mal hoy en día es confundir ambos conceptos. Nos estamos alimentando, pero no nos estamos nutriendo apropiadamente.

Los tiempos acelerados en los que vivimos han propiciado el auge de la comida rápida (y fácil) y nos han llevado a consumir cosas que no pueden considerarse comida. En gran medida, la comida rápida o chatarra se compone de químicos y sustancias que el organismo no reconoce y, por tanto, no es capaz de metabolizar. Lo único que aportan esas sustancias extrañas es la sensación de plenitud y bienestar (ficticio y fugaz) causada por su proporción de azúcar, grasa y sodio.

Ahora, ¡lo peor! ¿Sabías que la mezcla de dos o tres de esos ingredientes nos vuelve adictos? ¡Sí! Por eso cuando, refiriéndote a algún producto chatarra, dices frases como: "Se me antoja…", "Tengo ganas de…", quizá ya seas víctima de ese proceso. A partir de ahora, de lo que comes, intenta analizar qué es verdaderamente un nutriente y qué es un alimento procesado. Comienza a amar la comida que te amará de regreso; en otras palabras, prefiere siempre los alimentos que te brindarán beneficios.

También puedes empezar a escuchar a tu cuerpo. Es tan sabio que detecta perfectamente lo que requieres. Te voy a poner un ejemplo muy claro: si se te antoja algo anaranjado, como una zanahoria, es probable que estés necesitando carotenos. Como ésa, el cuerpo tiene una cantidad infinita de maneras de comunicarse contigo. Entre los malos hábitos que hemos desarrollado en esta cultura "moderna" está el de silenciar la voz de lo que nuestro cuerpo necesita.

Los alimentos procesados han sido inteligentemente diseñados (y esto no es casualidad) para estimular los centros del placer. ¿No es así como funcionan las drogas?, te preguntarás. Sí, efectivamente, los alimentos procesados funcionan igualito que las drogas en nuestro cerebro. Esto hace que dejarlos sea en extremo difícil.

Las grandes compañías de alimentos procesados invierten fuertes sumas de dinero para identificar la combinación exacta de ingredientes de mala calidad o artificiales que se necesitan para generar adicción.

Así que no te avergüences por sentirte muy atraída por alguna chatarra procesada; ésta fue creada científicamente para ocasionar ese apego. ¿Por qué crees que no puedes comer sólo una? Estamos viendo gente muy joven con cáncer de colon. Es la primera generación de seres humanos que creció alimentándose con procesados y chatarra. Eso es hoy tangible. ¿Hasta dónde permitiremos que llegue?

Hace muchos años, cuando me enteré de esta manipulación dirigida, me enojé mucho. Me sentí utilizado, engañado y, vale decirlo, tonto, por haber caído en tan vil seducción controlada. Desde ese momento tomé una de las mejores decisiones de mi vida: suspendí radicalmente el consumo de esos productos. ¿Quieres intentarlo? Quizá el primer paso sea ser consciente de esa información que antes no tenías. Ya la tienes en tus manos, ¡ahora difúndela y decídete a acabar con esa cadena de manipulación de las grandes empresas!

Quiero decirte que reencontrarme con una alimentación sana, natural y rica en nutrientes ha sido un camino fantástico que me ha permitido descubrir sabores intensos y exquisitos en alimentos que antes me parecían aburridos. En la actualidad hay muchas maneras de estar informado. Quizá al inicio te cueste un poco de trabajo pero, como todo en la vida, lo difícil es lo que mejores recompensas trae para nuestro cuerpo, nuestra mente y nuestro espíritu. Ah, y no es cierto que la alimentación sana, natural y rica es cara.

¿Qué esperas? A partir de hoy elimina de tu refrigerador todo aquello que pueda gestar un ejército de soldados maliciosos en tu cuerpo. Ésta es una guerra que debes librar junto con otras personas en todo el mundo.

En 2018 *The New York Times* publicó una nota sobre la lucha de Rahul Verma contra la comida chatarra en India. Este padre de familia busca prohibir la venta de comida poco saludable dentro y cerca de las escuelas. La chatarra es peligrosa para todos los niños, pero principalmente en países en desarrollo, como India y México, cuyos habitantes son mucho más propensos a la diabetes que en otras partes del mundo.

Hubo dos incidentes que marcaron radicalmente a Verma para emprender su batalla: el primero fue que su hijo nació con graves problemas digestivos; el segundo fue haber visto a una niña engordar notablemente por comer chatarra de forma compulsiva.

Las proteínas y las grasas de origen animal, fundamentalmente las que se encuentran en carnes rojas y embutidos, se cuentan entre los factores que pueden generar cáncer (de mama, de colon y de próstata, principalmente). Los restaurantes de cadena de los Estados Unidos se han encargado de hacernos creer que una porción individual de carne (o de cualquier platillo en realidad) debe ser gigante. Uno solo de esos platos "individuales" es suficiente para alimentar a una familia oriental de seis personas en condiciones normales. ¿Te sorprenden las alarmantes estadísticas de sobrepeso y obesidad de nuestro país?

Entiende, por favor, que los alimentos no son buenos ni malos, pero su consumo excesivo puede generar desequilibrio y enfermedad. Por otro lado, una dieta natural, sana y completa sólo te traerá beneficios. Procura que entre 65 y 80% de tus nutrientes provengan de una fuente vegetal: verduras, leguminosas, granos enteros, nueces y semillas, frutas y raíces. Teniendo claro esto, mi recomendación es que limites tu consumo de carne roja a una vez al mes. Y, cuando la comas, ¡disfrútala al máximo! Si consumes pollo, procura que sea de granjas orgánicas o, por lo menos, alimentado en libre pastoreo y no a base de granos. Lo mismo se aplica para el consumo de pescado: procura que éste no sea de criaderos.

2. ¿Cuánto debes pesar?

En el día a día, una de las cosas que más me sorprenden es darme cuenta de que muchas personas están dispuestas a someterse a tratamientos químicos agresivos, pero muy pocas a cambiar sus hábitos alimenticios o bajar de peso.

Cuando encuentro personas dispuestas a cambiar sus malas prácticas por buenos hábitos me da mucha alegría.

Recuerdo el caso de Elena, a quien traté hace ya varios años. Cuando llegó a mi consulta tenía cáncer de mama con invasión de múltiples órganos, como pulmón, hígado y huesos. ¿Cuál fue su actitud? Para mi sorpresa, hizo caso del consejo de emprender cambios radicales en su forma de vida, al grado de modificar diametralmente su alimentación y, en general, su estilo de vida. Gracias a esa actitud y a una alimentación nutritiva y balanceada, Elena ayudó a fortalecer su sistema inmune. Como consecuencia, bajó de peso de manera saludable. Esa decisión, junto con una serie de tratamientos, contribuyó de manera determinante en el éxito que tuvo.

Hoy Elena está libre de cáncer. No sólo eso: ella era una chica solitaria y retraída, pero después del tratamiento se convirtió en una mujer alegre y extrovertida. Eso demuestra lo que un cuerpo saludable puede hacer en la mente y la actitud.

Ahora te preguntarás: "¿Cómo puedo comenzar a hacer esos cambios?" Un tema primordial es el peso. Se sabe que a mayor sobrepeso, mayor es la probabilidad de padecer enfermedades crónico-degenerativas. En consecuencia, mantener un índice de masa corporal (IMC) adecuado es muy benéfico para la salud de toda persona.

Pero ¿qué es el índice de masa corporal y para qué sirve? Aunque parece un término complejo, es lo más sencillo del mundo. Es la relación entre tu altura y tu peso. Según la Organización Mundial de la Salud (OMS), un IMC saludable debe estar entre 20 y 24 kg/m^2.

Ahora, ¿cómo se calcula?

Para conocer tu IMC debes dividir tu peso (expresado en kilogramos) entre tu estatura (en metros) al cuadrado. Ésta es la fórmula:

$$\text{IMC} = \text{peso } [\text{kg}]/\text{estatura } [\text{m}^2]$$

Veamos un ejemplo. Julia pesa 65 kilogramos y mide 1.56 metros. Su IMC se obtendría de la siguiente manera:

$$\text{IMC} = (65 \text{ kg}) / (1.56 \text{ m}) \times (1.56 \text{ m}) = 65 / 2.4336 = 26.7 \text{ kg/m}^2$$

Julia tiene un IMC de 26.7 kg/m^2.

¿Cómo se traduce ese dato? Según los estándares de la OMS, Julia tendría sobrepeso, pues su IMC se sitúa entre los 25 y 30 kg/m^2.

A continuación te dejo una tabla con los estándares de IMC proporcionada por el IMSS:

Bajo de peso Igual o menor de 18.4	Normal 18.5 a 24.9	Sobrepeso 25 a 29.9	Obesidad Mayor de 30

Si el IMC de Julia fuera de 35, sería diagnosticada, tan sólo con ese indicador, con obesidad mórbida.

Ahora te toca a ti. Si nunca has calculado tu IMC, vale la pena que lo hagas. Si estás por encima de los 25 kg/m^2 es hora de modificar tu alimentación para que estés en un rango saludable.

¿Qué pasa con los pacientes que ya han sido diagnosticados con cáncer? Con mayor razón deben ser cuidadosos en este aspecto, porque las recurrencias de la enfermedad están estrechamente relacionadas con un IMC elevado.

Así, si padeces cáncer de mama y tienes un IMC por encima del rango saludable, debes hacer cambios drásticos en tu alimentación y forma de vida, con el fin de evitar muchos problemas en el futuro. Tu cuerpo ya generó un cáncer, ¿qué le impide desarrollar otro? ¡Ayúdalo!

3. A partir de hoy: si puedes caminar, mejor; si puedes convivir con la naturaleza, mucho mejor

A menudo se habla de la importancia de hacer ejercicio. Un estudio científico reciente me sorprendió: decía que es mucho más importante tener un principio de vida activa que realizar ejercicio como tal. Curioso, ¿no? Muchas veces no nos damos el tiempo para hacer rutinas de ejercicios diarias y creemos que no hay más opciones.

¿De qué estoy hablando? Al ejercitarte sometes a tu cuerpo a un estrés físico, metabólico y emocional durante un periodo determinado; puede ser una o dos horas. Sin embargo, muchas veces después de esa rutina pasas el resto del día frente a la computadora y sin moverte. Esto último, se ha demostrado, puede tener un impacto negativo en tu salud si no has desarrollado un principio de vida activa.

¿Qué es el principio de vida activa? Aquí te van algunas claves. Si puedes evitar el uso del automóvil, ¡evítalo! Si puedes caminar, ¡camina! Si tienes otras opciones de movilidad, como transportarte en bicicleta, ¡úsalas! Si puedes dejar el coche lo más lejos del lugar al que vas, ¡déjalo lejos!, así caminarás 3, 4 o 5 cuadras. Si puedes no usar elevadores, ¡no los uses!

Curiosamente, a una persona le toma tan sólo 35 minutos subir a pie un edificio de 100 pisos; ¿cuánto tiempo tardas tú en subir 4 o 5 niveles? Seguramente, las primeras veces que no uses el elevador te sentirás fatigado y te faltará el aire, pero en la medida en que lo hagas con mayor frecuencia adquirirás buena condición física. Todos te verán como la rara de la oficina, pero cada piso que subas por las escaleras te aleja de enfermedades crónico-degenerativas. Además, será un gran estímulo para incrementar tus metas relacionadas con el desarrollo del principio de vida activa.

Es triste ver que las personas usan el elevador para subir o bajar un solo piso. Sobre todo porque los edificios donde la mayoría de nosotros trabajamos no tienen más de 4 o 5 plantas. Con mayor razón esa práctica es posible. Así que a partir de ahora puedes proponerte dominar esos 4 o 5 pisos.

Y no olvides que de nada sirve pagar la anualidad o las mensualidades del gimnasio si el resto de tu día es absolutamente sedentario y pasivo. Entonces, el reto es adoptar un estilo de vida activo en el que te estés moviendo todo el tiempo.

¿Qué pasa si en tu trabajo debes estar sentado todo el día? Aquí la recomendación es que cada hora te levantes de tu asiento y, por periodos de uno a dos minutos, des varios pasos, vayas a servirte un té, un café o un vaso de agua, con el fin de que no dejes de mover tu cuerpo. Por cierto, la ingesta de entre 2 y 3 litros de agua al día es una práctica muy recomendable.

Según otro estudio importante, convivir con la naturaleza mejora notablemente la salud física y emocional. En las regiones que han registrado mayores índices de longevidad en el mundo (las llamadas "zonas azules"), casi todas las personas conviven constantemente con la naturaleza. Sé que eso puede parecer difícil, sobre todo viviendo en grandes ciudades.

Al respecto, recuerdo el caso de Ramón, quien me decía que no tenía tiempo para convivir con la naturaleza. Un día Ramón se enfermó y estuvo varios meses internado en un hospital, sin poder salir. Sólo podía asomarse a una ventana por la que no veía más que edificios. En ese instante, su mayor deseo era abandonar el hospital e ir a un bosque o un parque. Afortunadamente, Ramón recobró la salud y hoy en día se da el tiempo para estar en contacto con la naturaleza.

Así que, si tienes un parque, un bosque o un área natural cerca de ti, procura visitarlos al menos una vez por semana sin llevar aparatos electrónicos como computadoras, teléfonos celulares y otros distractores. Utiliza ese tiempo para ti, para agradecer, por ejemplo, que estás viva...

El objetivo es que intentes descubrir cómo es convivir con la naturaleza, respirar ese aire y pasar ese tiempo contigo misma. Esos momentos de introspección se reflejarán en mejoras en tu salud.

4. ¿Cómo evitar las hormonas que vienen de fuentes externas?

Como sabes, tu organismo produce hormonas, las cuales reciben el nombre de "naturales". Como cualquier sustancia, éstas tienen efectos en tu cuerpo y en tu metabolismo. Es importante que sepas que gran cantidad de los tumores relacionados con el cáncer de mama (también de próstata y de colon) depende, para crecer y mantenerse, de un aporte hormonal.

Esas hormonas pueden ser las que tu cuerpo produce de forma natural y normal, o provenir de fuentes externas.

Es cierto que no puedes hacer nada para evitar que tu organismo genere cierta cantidad de hormonas. Eso es normal y te hace funcionar en el día a día. Lo que sí puedes limitar es el aporte de hormonas de fuentes externas.

Un ejemplo de éstas son las que contienen el ganado y las aves para consumo humano, a los cuales se les inyectan hormonas para acelerar su crecimiento.

Otra fuente externa son los tratamientos hormonales prolongados, los cuales no necesariamente son benéficos para tu cuerpo en el largo plazo; es el caso de anticonceptivos, tratamientos de infertilidad y terapias de reemplazo hormonal.

Al menos hasta ahora no existe evidencia clara y contundente de que los anticonceptivos contribuyan al desarrollo de cáncer de mama. Aun así, mi consejo es alternar los métodos anticonceptivos hormonales con algunos que no lo sean, como el condón o el dispositivo intrauterino (DIU).

Algo más frecuente en la actualidad son los tratamientos hormonales contra la infertilidad a los que se someten las mujeres que tienen dificultades para convertirse en mamás (lo que también tiene que ver con la alimentación y el estilo de vida, por cierto). En este sentido, mi recomendación es buscar el bien mayor. Si tu deseo es ser mamá y para ello debes someterte a esos tratamientos, ¡adelante! Sin embargo, cuando te pongas en manos del ginecólogo, acude también con el oncólogo. ¿Por qué sería ideal esto? Para que estés en revisión permanente y monitorear el posible efecto nocivo de las hormonas. Así lograrás ser mamá y estar al pendiente de tu salud.

La terapia de reemplazo hormonal en mujeres menopáusicas es otro boleto. El aporte externo de hormonas para eliminar los síntomas propios del cese de la menstruación, si bien es exitoso en cuanto al objetivo, incrementa de forma importante el riesgo de padecer cáncer de mama. Si estás en la época posmenopáusica y tienes muchos síntomas, te recomiendo acudir con un especialista en la materia. ¿Quién? Un endocrinólogo, que prescribirá y SUPERVISARÁ un tratamiento adecuado para ti. Por ningún motivo te sugiero que tomes hormonas por periodos prolongados y, sobre todo, sin supervisión.

5. Mastografía, ¿sí o no?

Un día Paola llegó a mi consultorio. Lucía bastante afligida porque había leído en internet que hacerse mastografías cada año podría provocarle cáncer de mama y/o de tiroides. Paola es una mujer muy preparada, que por sus negocios debía viajar en avión cada 15 días, en promedio. Muchas veces sus vuelos superaban las cuatro horas.

Es muy común que mis pacientes externen su preocupación por hacerse la mastografía, pero no les inquieta volar en avión. Y ustedes dirán: ¿eso qué tiene que ver? ¿Cuál es la relación? Te suena raro lo que te digo, ¿verdad? Bueno, la radiación que emite un equipo de mastografía bien calibrado y con un buen programa de mantenimiento es extremadamente pequeña. No es lo mismo un equipo de buena calidad y bien conservado que uno descuidado y sin el adecuado mantenimiento. Sin embargo, ese dato es poco conocido.

Asimismo, muchas pacientes creen que las mastografías "baratas" y las "caras" tienen la misma calidad. Si alguna vez te has preguntado: "¿Por qué la diferencia abrumadora de precios?", la respuesta es una palabra: CALIDAD. Cabe mencionar que, al día de hoy, la mastografía sigue siendo el estándar de oro para el diagnóstico temprano del cáncer de mama.

Por otra parte, en un vuelo comercial de cuatro horas, debido a la altura que alcanzan los aviones, por las ventanas entra mayor cantidad de radiación solar que la que normalmente recibes al nivel del piso. Además, los aparatos electrónicos y de comunicación del avión, junto con los dispositivos que llevan consigo los pasajeros, generan radiación.

Es decir, si te subes a un avión durante cuatro horas, recibirás exactamente la misma cantidad de radiación que al hacerte una mastografía. Sin embargo, nadie se preocupa por tomar vuelos de cuatro horas, pero sí por realizarse la mastografía, la cual debe hacerse entre una y dos veces al año. ¡Imagina la cantidad de demandas de que serían objeto las aerolíneas si esa cantidad de radiación ocasionara cáncer!

En la actualidad, la radiación es un tema extremadamente controversial. En los últimos tiempos se ha desarrollado una campaña muy crítica contra la mastografía y, en general, contra los estudios que utilizan rayos X. ¿Por qué ha surgido esa polémica? Se sabe que la radiación en grandes cantidades altera los genes y, por ende, puede ocasionar cáncer. De ahí viene la confusión.

Ahora, supongamos que no quieres practicarte la mastografía. En la actualidad ¡no hay pretexto para no revisarte! Se están creando nuevas tecnologías que pueden llegar a ser alternativas eficientes y seguras, sin ser invasivas ni dolorosas, y sin que emitan radiación.

Esas tecnologías innovadoras pueden ser herramientas muy útiles en ciertos pacientes. Estoy hablando, específicamente, de alternativas a la mastografía como la tomografía mamaria por electroimpedancia. Éste es un estudio electrofisiológico que proporciona información muy completa acerca del funcionamiento y la anatomía de la glándula mamaria sin necesidad de que haya radiación. Gracias a ello, entre las muchas ventajas que brinda este equipo, podemos mencionar las siguientes:

- Se puede utilizar en mujeres jóvenes.
- Sirve para diagnosticar problemas suscitados durante la lactancia.
- Es útil para monitorear a mujeres que toman anti-conceptivos y siguen tratamientos de infertilidad o de reemplazo hormonal.
- Mediante el análisis de varias tomas a lo largo del tiempo permite detectar qué mujeres corren mayor riesgo de desarrollar cáncer y, por ende, ofrece la posibilidad de diseñar estrategias personalizadas de prevención.

Estos equipos ya están disponibles en México y tienen autorización de la Comisión Federal para la Protección contra Riesgos Sanitarios (Cofepris) para su uso. En Mexico Breast Center tenemos uno de esos aparatos y lo usamos de forma rutinaria con nuestras pacientes.

El ultrasonido también es un método eficaz que no emite radiación. Se usa en pacientes jóvenes y como complemento de la mastografía o de otros estudios.

Asimismo, la resonancia magnética nuclear es un estudio de imagen que no emite radiación y brinda información muy completa sobre el estado de las glándulas mamarias. Sin embargo, presenta la gran desventaja de tener un costo elevado.

Otra cosa muy diferente son los tratamientos con radiación. Se ha observado que los pacientes que a edades muy tempranas, en la niñez o adolescencia, padecieron alguna enfermedad y fueron tratados a base de radiación (radioterapia) en el pecho, pueden desarrollar cáncer de mama, tiroides u otros problemas en etapas posteriores de su vida.

Ese efecto secundario se origina solamente cuando se trata de radiaciones mayores por periodos muy cortos, lo que llega a alterar la estructura de los genes y ocasionar un segundo cáncer. Una mujer que haya desarrollado cáncer de mama o tiroides a causa de una mastografía resulta extremadamente raro. Yo nunca he visto uno.

En general, mis recomendaciones son que no dejes de revisarte; que busques el método que mejor se ajuste a tu forma de pensar, tus creencias, y que te pongas en manos de un experto.

6. Mente / energía

Cuando comienzo un tratamiento con una paciente y ella no tiene prejuicios respecto de lo que viene, sino que vive las cosas como una experiencia nueva, los resultados suelen ser mucho mejores.

Pongo ahora el ejemplo de Lorena, quien, una vez diagnosticada con cáncer de mama, mantuvo una actitud increíblemente optimista y alegre durante su tratamiento. Había momentos de tristeza, enojo y desesperación, sí, pero siempre fue mayor su espíritu positivo.

Tan buena fue su actitud que durante casi 12 sesiones de quimioterapia nunca tuvo un efecto adverso, no se sintió mal ni se le cayó el cabello. Ése fue un éxito compartido con los cambios de hábitos que también llevó a cabo.

Recuerdo con gran asombro el caso de Lorena porque su estado mental y su energía positiva contribuyeron de forma definitiva para que viviera su tratamiento de la mejor manera posible.

Se sabe que los estados de ánimo producen sustancias. Esto es muy sencillo de comprobar. Por ejemplo, cuando sales a correr, tu cuerpo genera endorfinas que te hacen sentir bien y que son buenas para tu organismo.

Cuando tu estado mental y psicológico es positivo, ¿qué sucede? Ves las cosas de esa manera y tu cuerpo funciona mejor. Lo opuesto ocurre cuando tu estado mental es negativo; entonces tus percepciones de la vida son pesimistas y tu energía disminuye.

Hay estudios interesantísimos que muestran que la cantidad de energía que utiliza el cerebro para pensar cosas negativas y mantener estados pesimistas es mucho mayor que la que se requiere para tener un estado mental positivo y optimista. En consecuencia, ¿qué sale más caro metabólicamente hablando? Ser pesimistas, ¿no?

Si mantienes un estado mental y un estado energético positivo durante la mayor parte del tiempo, producirás sustancias que ayudan a fortalecer tu sistema inmune. Así que una mente positiva siempre redundará en una salud mejor.

También es bueno ayudar a los demás. Sentirse útil y prestar servicio se relacionan con una mejor percepción del "yo" y, por ende, con una autoestima mayor. ¿Hace cuánto que no ayudas a alguien desinteresadamente? Entre muchas otras cosas, lograr salir de ti misma y de tus problemas para apoyar a otros te permite ver las cosas con mayor objetividad. Y puede que, de paso, te lleve a dejar de quejarte de lo que te sucede. ¡Piénsalo!

4
Una historia común:
"¡Me encontré una bolita!"

Es una mañana como cualquier otra. Suena el despertador y Mariana estira la mano para apagarlo. Quiere dormir cinco minutos más. Lo intenta, pero en el fondo sabe que eso no va a pasar. Debe levantarse e iniciar su jornada llena de actividades y compromisos.

En lo que toma fuerzas para comenzar el día hace un breve recuento de lo que le espera: se arreglará, preparará el desayuno y dejará todo listo para que sus hijos vayan a la escuela. Mariana y Antonio, su esposo, saldrán juntos de casa. Antonio dejará a Mariana en la puerta de su trabajo para seguir adelante hacia el suyo.

Hoy es un día crucial. Entre otros compromisos laborales que parecen nunca acabar, Mariana dará una importante presentación para un cliente al que ha dedicado mucho tiempo, y eso será decisivo para la firma del contrato. La compañía y los colegas cuentan con ella para generar una gran impresión en el cliente.

Pero ahí no acabará la jornada. Al anochecer, Antonio y Mariana irán a cenar con los González, viejos amigos que están en la ciudad por algunos días y que sólo tienen esa oportunidad para verlos. En fin, se trata de un día que, como otros, exige que Mariana esté concentrada para que todo salga bien.

Así pues, no queda más que ponerse en marcha cuanto antes. Mariana abre la llave de la regadera y comienza a bañarse, deseando que el golpeteo del agua sobre su cuerpo le quite la flojera de una vez. Sin embargo, al enjabonarse nota algo raro, inusual, en su seno derecho. Es una bolita dura que ella nunca había sentido. Se preocupa, pero trata de convencerse de que seguramente no es nada serio. Continúa bañándose y se reconforta pensando que su mente se distraerá pronto con los asuntos importantes del día. Pero no es así. Mariana realmente está inquieta, angustiada y asustada. ¿Podría ser cáncer? Ella misma se responde que no. Sería muy mal momento para tener cáncer. Pero ¿cuándo es buen momento para ello? Ríe para sí misma con un poco de amargura por todas las cosas que se le ocurren de manera frenética. ¡Qué rápida suele ser la mente para las cosas que se presagian malas!

En la familia de Mariana no hay antecedentes, así que lo más probable es que esté preocupándose de más. Trata de enfocarse en otros asuntos, pero su mente regresa al tema, insistente: la bolita recientemente encontrada. Sin embargo, no hay tiempo para tanta reflexión. Lo mejor es actuar y seguir adelante, así que Mariana termina de bañarse, se viste y baja a la cocina.

Antonio y los chicos —Ernesto, de 10 años, y Julia, de 8— están listos para desayunar e iniciar sus actividades. Mariana saluda y se sienta a la mesa. Su mirada está distraída, distante.

Los niños se despiden para ir a la escuela. Antonio y Mariana suben al auto para ir a trabajar.

—¿Qué pasa? —pregunta Antonio—. ¿Estás nerviosa por la presentación?

—Me encontré una bolita en el pecho —responde Mariana, y no puede contener una lágrima—. Estoy muy preocupada.

Antonio la conforta con un abrazo y le dice que no se alarme; seguramente no es nada. Quizá en la noche puedan platicar con calma y tomar decisiones.

Mariana baja del auto, entra en su oficina y enciende su computadora. Todo está preparado. La presentación es perfecta y su equipo de trabajo está listo. Le avisan que el cliente se encuentra ya en la sala de juntas. Ella respira profundamente y camina hacia allá.

La reunión fue todo lo que se esperaba: ¡un gran éxito! El contrato se firmó y todos felicitaron a Mariana por su gran profesionalismo y dedicación. No obstante, algo en su mente no le permite disfrutar por completo el momento. Se despide del cliente y regresa a su oficina. Bertha, su secretaria, la pone al día respecto de los pendientes, pero ella interrumpe y pregunta:

—Bertha, ¿cuándo fue mi último chequeo médico?

—Me parece que hace 3 o 4 años; ahora reviso. ¿Pasa algo? —dice Bertha, desconcertada.

—No —responde Mariana de forma seca—. Cancela mis citas para hoy y haz una cita con mi ginecólogo, por favor.

Al mediodía, Mariana entra en el consultorio del ginecólogo y le explica lo que encontró.

—Lo más probable es que sea una bolita de grasa —dice el doctor, muy confiado—. Es necesario operar para extraerla.

No pide estudios, directo a cirugía.

Mariana le avisa a Antonio y hacen todo lo necesario para proceder. Al día siguiente se lleva a cabo la operación sin ninguna planeación. El procedimiento es más largo y doloroso de lo esperado. Mariana se va a casa. Espera una semana. No puede pensar en otra cosa. No duerme bien. Sigue doliendo…

Algunos días después, el resultado de patología es devastador.

—Es cáncer —explica el médico a Mariana—. Tienes que ver a un oncólogo cuanto antes.

El mundo de Mariana se derrumba, se le viene encima: "¿Cáncer? ¿Por qué?, ¿cómo?, ¿cuándo? Pero ¡si yo me cuido! ¿Voy a morir? En mi familia no hay antecedentes. ¡Seguramente es un error! Dios mío, ¡sólo tengo 42 años!"

La historia de Mariana es muy común. Cuando una mujer se encuentra una bolita en el seno se activa un sistema de alarmas. Se genera angustia, ansiedad y miedo. Hay urgencia, invariablemente emocional, de saber de qué se trata y, de ser posible, removerla cuanto antes. Normalmente, las mujeres acuden con el ginecólogo, pues piensan que es el profesional indicado para dar respuesta a sus inquietudes. Esas primeras decisiones, casi siempre precipitadas, pueden ser el inicio de una cadena de infortunios.

Para ser más claro, voy a explicarte algunas cosas:

- *Una bolita no es sinónimo de cáncer.* La gran mayoría de las bolitas que se encuentran en las glándulas mamarias son benignas, es decir, no tienen nada que ver con el cáncer. Así que, si detectas algo anormal en el seno, probablemente no es grave. De todas maneras, busca ayuda para descartar algo malo. Si bien es cierto que existen las bolitas de grasa, éstas son en extremo raras e infrecuentes en los senos. Así que, si alguien te dice que tienes una, muy probablemente no está familiarizado con enfermedades mamarias.

- ¡Ojo cuando te dicen que hay que operar de inmediato! Cuando se encuentra una bolita en el seno seguramente lleva tiempo desarrollándose: pueden ser semanas, meses o incluso años. Por tal motivo, no existe urgencia médica real de hacer algo inmediatamente.

- *Primero lo primero:* ¿qué estudios *tienes que hacerte?* Es necesario averiguar con toda calma el origen de la bolita. Quizá el primer paso sea realizar estudios como los que mencioné en el capítulo anterior: mastografía, tomografía por electroimpedancia, ultrasonido, resonancia magnética, entre otros. Una opinión médica calificada siempre es de gran ayuda. Los especialistas en el diagnóstico y el tratamiento de enfermedades mamarias somos los oncólogos. Las palabras *cáncer* y *oncólogo* generan cierto grado de ansiedad, pero, créeme, no hay mejor persona para darte una respuesta veraz.

- *Si hay sospecha, ¿qué debes hacer?* Ahora, si existe alguna sospecha, el siguiente paso es hacer una biopsia. Hoy en día la tecnología permite hacer biopsias pequeñas por medio de una aguja, llamada *aguja de corte.* Por lo general se llevan a cabo con anestesia local, de entrada por salida, sin incurrir en grandes gastos económicos, físicos y/o emocionales. Una pequeña muestra de tejido, colectada por un profesional capacitado, brinda la información necesaria para determinar los siguientes pasos. En pocas, muy pocas ocasiones, resulta necesario efectuar una operación para diagnosticar enfermedades mamarias. Si tu médico te propone la cirugía como primera opción, pregunta si es posible hacer el diagnóstico de forma menos invasiva. Esto es posible 99% de las veces por medios mínimamente invasivos que no requieren cirugía.

- *Busca un tratamiento pensado sólo para ti.* La biopsia proporciona elementos suficientes para determinar el camino a seguir. Tener la mayor cantidad de información antes de realizar cualquier tipo de procedimiento permite diseñar un tratamiento individualizado capaz de aumentar de forma importante la posibilidad de tener éxito.

Por todo lo anterior, los mejores consejos que puedo darte ante la angustia de encontrar una bolita en el seno son los siguientes:

1. CALMA. Nadie muere un día después de encontrar un bulto en el seno, así que conserva la calma. Sí, CONSERVA LA CALMA y toma las mejores decisiones para ti.
2. No pidas ni escuches consejos de gente inexperta: la mayor parte de tus familiares y amigos querrán aconsejarte, llevados más por el cariño que por un conocimiento sólido. Tampoco hagas búsquedas frenéticas en internet; eso puede generarte una confusión aún

mayor. Recuerda el dicho: "No tiene la culpa el indio, sino el que lo hace compadre…"

3. Acude a un especialista en el diagnóstico y el tratamiento de enfermedades mamarias. No vayas sola y haz muchas preguntas. La información veraz es la única manera de combatir la incertidumbre y, en consecuencia, la ansiedad y el miedo.

4. Realiza estudios pertinentes conforme a las indicaciones de tu médico.

5. Si lo que te proponen es agresivo de inicio o no te sientes completamente segura, busca una SEGUNDA OPINIÓN.

5
Tengo cáncer de mama. Y ahora, ¿qué hago?

Como sabrás, antes de librar una batalla, Napoleón y otros grandes estrategas estudiaban muy detalladamente las debilidades de sus enemigos, con el objetivo de saber cómo atacarlos para garantizar la victoria.

Por tal motivo, recuerda lo que te dije en el capítulo anterior: si te enteras de que tienes o puedes tener cáncer, lo primero es guardar la calma. Sé que genera mucha angustia esto. También sé que pensar que hay algo extraño en tu cuerpo causa mucha ansiedad y que quieres expulsarlo de manera inmediata, pero ésa no es la mejor decisión. Lo mejor es averiguar con quién vas a pelear y cuáles son sus puntos débiles.

Así, es muy importante que tú y tu médico se tomen un tiempo para recabar información sobre el cáncer que padeces, con el fin de que juntos determinen cuál es la mejor manera de atacarlo.

Como te expliqué antes, el cáncer de mama NO es una sentencia de muerte; cuanto antes se detecte, mayor es la probabilidad de curación. Sin embargo, tampoco te vayas al otro extremo. Algo que a lo largo de mi carrera me ha llamado mucho la atención es una conducta muy frecuente en pacientes con cáncer de mama: muchos creen que este padecimiento ha llegado a su vida como un castigo. Es decir, explican la aparición del cáncer desde una perspectiva mágico-religiosa. Entonces, las mujeres que se detectan una bolita o son diagnosticadas piensan: "Si me porto bien o si ya no hago tal o cual cosa, la bolita va a desaparecer".

Hasta ahora te he hablado de lo que debes hacer antes de tener un diagnóstico. En este capítulo te explicaré lo que debes tener presente si te diagnostican cáncer de mama, con el fin de ayudar a que éste tenga la mejor salida posible.

¿Recuerdas el caso de Mariana, del capítulo anterior? Ella se sometió a una cirugía inmediata sin que el médico la guiara tomando en cuenta su caso de forma individual. En este sentido puedo decirte, con toda seguridad, que hoy en día realizar un diagnóstico por medio de cirugía no es lo mejor. ¿Por qué? Porque es un procedimiento muy agresivo y costoso, sin mencionar que, mal ejecutado, puede tener consecuencias fatales. Y al decir costoso no sólo me refiero al aspecto económico, sino también al emocional y físico. Además, es un proceso muy complejo en función de su objetivo, que es obtener un diagnóstico. Pero si en lugar de llevar a cabo una cirugía hacemos una biopsia guiada por imagen y de mínima invasión, podemos categorizar el cáncer o, en otras palabras, conocer perfectamente al enemigo. A partir de ese momento también podremos determinar los estudios que se van a requerir. Es así como se individualiza el tratamiento.

En resumen, si te encontraste una bolita o sospechas que te ocurre algo raro o inusual, la sugerencia que te doy es que busques un profesional que decida junto contigo si es necesario que te realices una biopsia mínimamente guiada. Ahora, te preguntarás: "¿Quién debe prescribirme ese estudio?" Un oncólogo. Y: "¿Quién realiza ese estudio?" Definitivamente no son los cirujanos, sino los radiólogos, por medio de una mastografía o un ultrasonido. Cabe destacar que, económicamente, el estudio no representa un desfalco y permite obtener información completa y necesaria.

¿CUÁL ES EL MEJOR CAMINO?

Primer aspecto: ¿necesitas biopsia?
Después de hacerte la mastografía obtienes un diagnóstico radiológico conocido como BIRADS, el cual tiene diversos niveles. Contrariamente a lo que todo el mundo cree, BIRADS 0 significa que el estudio es insuficiente para establecer un diagnóstico; no quiere decir que no tengas nada. Cuanto más elevado sea el BIRADS, mayor será la sospecha de encontrar cáncer. Los BIRADS 4 y 5 son los únicos que detonan alarmas. El BIRADS 4 despierta sospecha, pero no significa que haya cáncer; sólo indica la necesidad de hacer una biopsia.

Hay personas que vienen al consultorio y me dicen, muy preocupadas: "Doctor, vengo en etapa 4". Y yo les aclaro que en realidad traen un diagnóstico radiológico de BIRADS 4, pero eso no quiere decir que tengan cáncer de mama. Porque, aun con ese diagnóstico radiológico, el resultado de la biopsia puede ser negativo.

Una vez efectuada la biopsia, hay dos caminos. Si el resultado es negativo, lo que significa que no hay cáncer de mama, la gran mayoría de las pacientes no requiere otra cosa más que continuar sus revisiones rutinarias. Pueden ir a casa sabiendo que no tienen nada de qué preocuparse. Por eso, con mayor razón, la biopsia mínimamente invasiva y guiada por imagen les habrá evitado las engorrosas molestias de una cirugía.

Si, por el contrario, los resultados de la biopsia indican que hay cáncer, lo que sigue es buscar información. El objetivo es determinar qué es lo mejor para incrementar las probabilidades de éxito del tratamiento en cada caso.

Segundo aspecto: averiguar el origen del cáncer

Muchas personas creen que el cáncer es una sola enfermedad. Sin embargo, hay de muchos tipos en un mismo órgano. Por lo tanto, lo primero que deben saber tu médico y tú es qué clase de cáncer te está afectando. Por lo que toca al cáncer de mama, hay dos variedades principales. Pero antes de describirlas quiero hablarte de la glándula mamaria. Su única función es producir leche, la cual nutre y dota de defensas al recién nacido. En relación con lo anterior, esta glándula tiene dos estructuras centrales: los lobulillos, encargados de producir leche, y los conductos o ductos, que transportan la leche de los lobulillos al pezón. Una vez explicado esto, puedo decirte que los dos cánceres de mama más diagnosticados son el lobulillar y el ductal. De ellos, el más frecuente es el carcinoma ductal. Aproximadamente 75% de los cánceres de mama diagnosticados en mujeres son de ese tipo; 15% son de tipo lobulillar, y 10% son variedades muy raras que no mencionaré aquí.

Tercer aspecto: averiguar qué tan agresivo es el cáncer
El siguiente paso es saber qué tan agresivo es el cáncer, de acuerdo con la siguiente clasificación: poco agresivo (grado I), moderadamente agresivo (grado II) y altamente agresivo (grado III). En la mayoría de las pacientes diagnosticadas es moderadamente agresivo.

Antes de continuar, me gustaría aclarar que este paso sólo define el comportamiento del tumor, pero no la etapa clínica. Es decir, aquí aún no se determina qué tan avanzada está la enfermedad, sino si se trata de un cáncer de comportamiento agresivo o no.

¿Y eso qué significa? ¿Recuerdas que te dije que el cáncer es como un ejército de soldados viejos y defectuosos que se niegan a morir y que se empeñan en habitar el territorio que han invadido? Retomando esa imagen, el grado de agresividad se refiere a la rapidez o la lentitud con que se mueven los soldados, no al tamaño del terreno que han ocupado. Es decir, aquí podemos determinar la velocidad, no la extensión. Cuando sepamos si los soldados han conquistado pueblos pequeños, ciudades o países enteros, conoceremos la etapa clínica.

Cuarto aspecto: averiguar si el cáncer
se alimenta de hormonas
Como expliqué en un capítulo anterior, el cáncer puede nutrirse de hormonas. Si es así, también es necesario contar con esa información.

Quinto aspecto: averiguar la etapa clínica
Una vez que se conocen el origen y la ubicación del cáncer, así como la rapidez de su avance, es posible determinar la etapa

clínica. Todos hemos escuchado que cuanto antes se detecte el cáncer de mama, más probable es su cura. ¡Esto es muy cierto!

Por tal motivo, es necesario saber en qué etapa clínica te encuentras: temprana, localmente avanzada o metastásica.

- *Etapas clínicas tempranas:* en ellas hay presencia de tumores chiquitos; por lo general aún no se ven afectados los ganglios y el cáncer no ha salido de la mama. Cuando el cáncer está en esta etapa clínica hay más probabilidad de curación. En esta fase el tratamiento consiste generalmente en cirugía. También pueden usarse otros tratamientos para los que es necesario contar con mayor información.
- *Etapas clínicas localmente avanzadas:* se caracterizan por la presencia de tumores grandes, que pueden haberse extendido a los ganglios de la axila. Es decir, el ejército de soldados malignos ha caminado hacia la población de los ganglios de la axila para invadirla. El tratamiento para esta etapa suele ser quimioterapia en un inicio y posteriormente cirugía; quizá se complemente con radioterapia u otras medidas.
- *Etapas metastásicas:* es cuando el ejército de soldados sale de la mama —su territorio de origen— y de la axila —la extensión invadida— y avanza hacia otros lugares. Las zonas preferidas son el cerebro, el pulmón, el hígado y los huesos. El tratamiento para esta etapa es la quimioterapia; rara vez se recurre a cirugía.

Es importante mencionar que siempre, sin excepción, los tratamientos deben diseñarse para cada caso particular.

Los ejemplos anteriores son sólo una forma de explicar las situaciones más comunes. Como podrás ver en el siguiente punto, es importante que comentes con tu equipo médico cuáles son las mejores opciones para ti.

Sexto aspecto: averiguar cuál es el mejor tratamiento para ti
Hay otros aspectos muy técnicos que los oncólogos debemos conocer para clasificar el cáncer de mama; los mencionados son los más generales. Una vez que el médico cuente con un panorama más amplio le será posible proponerte el mejor tratamiento, con miras a obtener óptimos resultados.

De manera general puedo decirte que en las etapas temprana y localmente avanzada el tratamiento tiene siempre como objetivo la curación. En cambio, en las etapas metastásicas lo que se busca es controlar la enfermedad para que el paciente tenga calidad de vida, porque difícilmente podrá sanar.

Debes tener muy presente que es tu derecho exigir un tratamiento que no caiga en la improvisación y en la generalización. Pero, sobre todo, debes hacer preguntas, preguntas y más preguntas para que participes de manera activa en la toma de decisiones. A fin de cuentas es tu vida la que está en juego, ¡literalmente!

Saber qué debes preguntar al recibir un diagnóstico positivo te ayudará a incrementar tus posibilidades de éxito, conocer mejor el cáncer que padeces y, por ende, entender qué ocurrirá en tu cuerpo. También debes estar informada de los efectos adversos de cada modalidad de tratamiento. Si te preparas con información habrá pocas sorpresas.

Es tiempo de que acabe la época en que al doctor se le decía a todo que sí, a ciegas.

Es pertinente hacer preguntas, como: "¿Por qué me ofrece quimioterapia, si estoy en una etapa temprana?", "¿Por qué quiere operarme, si en una etapa localmente avanzada el tratamiento inicial por lo general consiste en quimioterapia?", etcétera.

Reitero: el objetivo de este capítulo consiste en ayudarte a plantear las preguntas pertinentes para que estés mejor informada, para que entiendas y participes de manera activa en tu rehabilitación. No renuncies a ese liderazgo; se trata de tu salud.

6
Trabajo en equipo: ¡tú eres la capitana!

En la actualidad, los tratamientos oncológicos deben ser lo más individualizados posible. En otras palabras, la misma receta de cocina no funciona para todos los comensales. Los tratamientos no deben prescribirse de manera generalizada, aun cuando las características del tumor sean iguales o similares de un paciente a otro. Por tal motivo, como expliqué en el capítulo anterior, es muy importante que el primer paso sea conocer al enemigo. Y ese proceso dura, más o menos, entre 7 y 14 días.

ASPECTOS QUE HAY QUE CONSIDERAR PARA TOMAR UNA DECISIÓN RESPECTO A TU TRATAMIENTO

Acude acompañada a las consultas
Una vez realizado el diagnóstico, un factor importante para elegir tu tratamiento es que en todas las consultas te acompañe

alguien. Esa persona debe ser de tu confianza; puede ser tu pareja, un familiar o un amigo cercano. Esto se debe a que en el proceso de comunicación los mensajes pueden llegar a entenderse de forma diversa. Es un hecho que dos pares de oídos escuchan mejor que uno solo, sobre todo porque tu visión puede ser parcial ya que formas parte del caso. Así, tú y tu acompañante han de prestar mucha atención a las opciones de tratamiento que el equipo oncológico diseñe de manera individualizada y entre todos buscar el mayor porcentaje de éxito.

¿Cómo debo elegir a esa persona de confianza?

La elección debe ser natural, es decir, busca a la persona con la que te sientas más cómoda para compartir algo tan relevante. Si crees que puedes contarle los secretos más íntimos de tu salud y bienestar, me parece que es la adecuada para que esté pendiente de ti. Es importante insistir en que se trata de una elección personal, ya que hay familiares muy incisivos que a fuerza quieren participar en esa primera decisión. ¡Recuerda que ésta es sólo tuya!

Un médico debe inspirar confianza y debes sentirte cómoda en su presencia. Aquel que no tiene tiempo para escucharte o no quiere responder preguntas quizá no sea tu mejor elección, independientemente del "prestigio" que tenga.

Escucha atentamente al médico en la primera consulta

La primera consulta, a la que acudirás con la persona que elegiste para que te acompañe a lo largo de todo el proceso, es para que ambos entiendan el tratamiento que el médico te propone. Las preguntas debes realizarlas en los días posteriores a esa consulta. Mi recomendación es que, cuando te planteen las opciones de tratamiento, no tomes decisiones en ese momento. Lo ideal es que escuches al médico y, con tu acompañante, platiques lo que comprendiste y preguntes cosas como: "Cuando el médico dijo..., ¿entendí bien?", "¿Qué entendiste tú?" La finalidad es que ambos analicen las ventajas y desventajas de lo que el médico te haya sugerido.

Después de la primera consulta te surgirán muchos cuestionamientos que debes poner por escrito. ¿Por qué? Porque será en una segunda sesión cuando realmente termines de comprender lo que te están ofreciendo y las preguntas saldrán a flote. Una vez despejadas esas inquietudes, entonces sí, podrás tomar decisiones. Si no se han disipado tus dudas y no tienes total claridad acerca de tus opciones, no cedas a la presión para tomar decisiones importantes, como operarte al día siguiente.

Conócete y déjate conocer

La siguiente faceta es conocerte en este proceso y dejar que el médico te conozca. Para que lo entiendas mejor, voy a relatarte una experiencia que tuve hace algunos años.

Debido a que la oncología y la medicina en general tienden a ser cada vez menos invasivas, ofrecí a Sofía un tratamiento conocido como cirugía conservadora de mama, el cual tiene índices de éxito muy elevados. El objetivo era retirar el tumor sin necesidad de realizar una mastectomía. Aunque a mí se me hizo algo extraordinario proponer ese tratamiento, Sofía no regresó. Tiempo después me encontré con ella y le pregunté por qué no había vuelto a la consulta. Según sus palabras, la aterrorizó el hecho de conservar la mama porque para ella eso significaba que seguramente el cáncer regresaría. Así fue como Sofía buscó a otro médico que le practicó una cirugía radical. A ella le funcionó esa opción porque, emocional y psicológicamente, la encontró más sensata.

Con el caso de Sofía puedes darte cuenta de lo importante que es conocer el contexto de la persona a la que le han diagnosticado cáncer. Si tú has recibido ese diagnóstico y tienes, supongamos, 45 años, no se te ofrecerá el mismo tratamiento que a alguien de 70. Si tienes diabetes o hipertensión no te diseñarán el mismo procedimiento que a una persona que no padezca esas enfermedades. Si tomas medicamentos, ese factor también será considerado. Pero ahí no acaba todo. ¿Qué pasa con la idiosincrasia y la forma de vida de quien recibe la noticia? ¡Claro que son importantes! Hasta ahora sólo me he referido a los factores físicos, pero cada persona tiene necesidades de atención particulares.

Un tratamiento oncológico individualizado debe considerar si tienes hijos, si trabajas, en qué consiste tu trabajo, si viajas, etcétera. Una vez que hemos atravesado el umbral de la primera fase, que consiste en identificar el ejército de células que se niegan a morir, viene la segunda, que puede resumirse así: "¡Conócete y déjate conocer!"

¿Qué debes hacer en la segunda consulta?

Aquí la recomendación es que corrobores la información que se te dio en la primera consulta y te preguntes lo siguiente:

- ¿Entendiste bien el tratamiento propuesto?
- ¿Tienes claras las características del tumor?

- ¿Tienes un panorama completo de cómo se está comportando el tumor?
- De acuerdo con tu forma de ser, tus ideas y creencias, así como con las características del tumor, ¿el tratamiento propuesto es el mejor y el que te garantizará mayores probabilidades de éxito?
- ¿Hay otras opciones de tratamiento?, ¿cuáles son?
- ¿Han quedado definidas las ventajas y desventajas de cada tratamiento, o bien, lo que puedes esperar de cada uno?

La segunda consulta tiene el objetivo de precisar información que no haya quedado del todo clara. Cuando repites frente al médico lo que él te propuso en la primera consulta estás sentando las bases para que haya una comunicación efectiva. ¿Por qué? Porque el doctor puede decirte si has malinterpretado algo y aclararlo de inmediato. Es impresionante cómo las pacientes que tienen información y saben a lo que se están enfrentando reducen sus niveles de ansiedad y angustia ante los diversos tratamientos.

En resumen, la primera consulta no es el mejor momento para decidir, sino para escuchar. Después debes meditar, digerir la información y, posteriormente, tomar decisiones. Es importantísimo recordarte que, cuando se trata de cáncer, las urgencias SIEMPRE son emocionales. Es rarísima la condición oncológica en la que haya que tomar una medida urgente de la que dependan tu vida o tu bienestar. Entonces, si alguien te ofrece una salida rápida o tú mismo quieres iniciar un tratamiento sin planeación, porque te urge, porque sientes esa necesidad, te recomiendo que te detengas a analizar qué está pasando.

¿Qué debes hacer si te ofrecen sólo una opción de tratamiento?

Es muy raro que solamente tengamos una opción de tratamiento, pues casi siempre existen 2 o 3 posibilidades. Por ello, si un médico te plantea una sola alternativa, es importante que le preguntes si no hay otras vías: "¿Qué es lo que a mí me funcionaría en esta etapa de mi vida?", "¿qué puedo esperar?", "¿qué sería lo mejor para mí en este momento que supone tantos cambios?", "¿por qué esa opción de tratamiento y no otra?" Agota todas las interrogantes, pues es fundamental que entiendas a cabalidad cuáles son las alternativas de tratamiento que el médico propone. Otras preguntas que debes considerar son: "¿Qué ventajas y desventajas tienen esos tratamientos?", "¿qué puedo esperar de uno y de otro?", "¿en cuánto tiempo podré reintegrarme a mi vida normal?", "¿cuánto tiempo estaré en el hospital?", "¿cuánto tiempo permaneceré incapacitada para realizar mis actividades cotidianas?"

Atrévete a tomar una decisión

Quizá digas: "¿Y para qué toda esta información?" Cuando no conoces bien el tratamiento, tus expectativas pueden ser muy diferentes de las del médico. Es aquí donde surgen los conflictos. Así, como ya expliqué, debes entender muy bien las opciones de tratamiento que se te presentan para tomar una determinación. Te recuerdo que la función del médico no es decidir, sino brindar información completa y necesaria para que tú, con asesoría del equipo médico, seas capaz de elegir lo mejor. ¿Por qué tú? Porque nadie más que tú sabe lo que mejor te va a funcionar.

No tengas miedo a preguntar

¿Cómo se establece la comunicación entre tú y el médico? Planteando muchas preguntas. Parece sencillo, ¿no? Sin embargo, en México tenemos el miedo de quedar como ignorantes al expresar nuestras dudas. Preguntar, empero, te dará una visión muy completa de lo que tienes y, sobre todo, de lo que puedes esperar. Esto es muy importante porque, cuando te han diagnosticado cáncer de mama, lo más difícil de enfrentar es la incertidumbre. Pero si eliminas la incertidumbre con información, sabrás con mayor exactitud dónde estás parada. Así disminuirán también el nivel de angustia, la ignorancia en torno a esta nueva etapa que estás viviendo y, por ende, el miedo. Eso te permitirá ser más objetiva en el momento de decidir.

¿Cuál es la participación de la familia?

No olvides —por eso lo repito— que la época en la que decías: "Sí, doctor, lo que usted diga" debe terminar. Para ello, tu familia ha de participar de forma activa en la toma de decisiones. Sobre todo para elegir el rumbo que quieren seguir, de manera conjunta, para enfrentar una enfermedad de este tipo. ¿Por qué? El cáncer de mama no sólo afecta a la paciente; de alguna manera, toda la familia se ve afectada. Es importante que tu núcleo cercano esté enterado e informado. Además, eso sirve para contar con un panorama real y completo de lo que puede suceder, sobre todo cuando la palabra *cáncer* tiene una carga emocional asociada con aspectos negativos. Sin embargo, recordemos que, en su mayoría, las personas diagnosticadas con cáncer de mama no mueren a causa de la enfermedad.

¿Qué pasa si el médico no quiere responder mis preguntas?

Como ya he mencionado, una vez que el médico te ha diagnosticado, te ha informado sobre las características del tumor y te ha ofrecido alternativas de tratamiento, lo recomendable es que vayas a casa y enlistes las preguntas que se te vengan a la mente. Es decir, tómate tu tiempo para ordenar y poner por escrito todas tus inquietudes. No es aconsejable tomar una decisión precipitada. NUNCA pienses que tu pregunta es tonta; si la tienes es porque necesitas respuesta.

Una vez que escribas tus inquietudes debes comunicarlas a tu médico. Si éste se niega a responder, se molesta o se siente cuestionado, lo mejor es que cambies de especialista. El médico debe estar a tu servicio y ayudarte a entender lo que estás viviendo. Por eso es vital que participes de forma tan activa. E insisto: si hay algo con lo que no estás satisfecha, si tus dudas no se han aclarado, si no comprendes lo que el cáncer que te diagnosticaron significa en tu vida y lo que puedes esperar, entonces es momento de buscar una segunda opinión.

Debes saber que tienes derecho a preguntar y exponer tus inquietudes, las cuales deben ser escuchadas y atendidas. En otras palabras, y grábate lo que voy a decirte, el liderazgo debe recaer en ti y no en el médico. ¡Tú eres la capitana de este equipo!

Por eso se vuelve importante la presencia de la familia, de los amigos o de la gente que tú consideres que puede sumar en este aspecto. La cercanía de alguien de confianza debe ayudarte a tener un entendimiento, una comprensión de lo que está pasando y, por supuesto, a tomar decisiones.

¿QUÉ TRATAMIENTOS TE PUEDEN OFRECER?

La tendencia actual de la medicina, en todas sus áreas, es el diseño de tratamientos menos invasivos. Por tal motivo, cuando un médico te propone algo que suena desproporcionado, es importante que preguntes si existen alternativas menos agresivas. Si a pesar de eso no sientes tranquilidad, ése es un foco rojo para que busques una segunda opinión. Es indispensable que entiendas que ésta puede aportar un beneficio para ti.

Ahora, los extremos no son buenos. Hay personas que van de médico en médico con el único fin de escuchar lo que quieren oír, y eso es igual de peligroso que atender una sola recomendación. Mi consejo en este sentido es que nunca pidas menos de dos opiniones, sobre todo si se trata de algo tan trascendente como esto, y nunca más de tres, porque lo único que vas a generar es confusión.

En el caso específico del cáncer de mama se han desarrollado nuevos tratamientos de alta tecnología y mínima invasión, los cuales describiré de manera muy general con el objetivo de que conozcas las diversas alternativas y puedas preguntar a tu médico cuál de ellas te propondrá y cuáles son las implicaciones de cada una.

Cirugía

En el área quirúrgica hay tendencia a realizar cirugías cada vez más pequeñas y por medio de técnicas distintas, las cuales, por lo general, en manos expertas, son muy exitosas. Los resultados de tales tratamientos son muy buenos en el aspecto oncológico y también en el estético. Recordemos que cuando tienes cáncer de mama la prioridad es funcional, es decir, salvar tu vida; pero, si además puedes atender la parte estética, no tiene por qué pelearse un aspecto con el otro.

No obstante, seguimos recurriendo a cirugías radicales cuando el caso lo amerita. Aquí es importante aclarar que cuando alguien se refiere a un proceso quirúrgico grande como "mutilación" comete un gran error. La palabra *mutilación* tiene origen bélico, esto es, relacionado con la guerra. Cuando los soldados no podían matar al enemigo, lo mutilaban con el fin de dejarlo inservible para el combate. Hasta la fecha no he conocido a ningún médico que proceda con esa intención. Por lo tanto, cuando se trata de cirugía radical, a mí me gusta utilizar el término *transformación*. Porque en este nuevo proceso tu cuerpo se va a transformar, y eso no necesariamente es malo, considerando que el objetivo es restablecer tu salud y reintegrarte a tu vida. Olvida, pues, la palabra *mutilación* en relación con este tipo de tratamiento.

Durante la cirugía, sea pequeña o grande, también es necesario determinar si el cáncer ha caminado hacia los ganglios de la axila. Podemos, mediante tecnologías complejas, identificar el primer ganglio que puede estar afectado. Le llamamos ganglio centinela. Éste se extrae y se envía al patólogo, quien nos dirá si este ganglio está libre o no de cáncer. En caso de tener cáncer se hace necesario quitar más ganglios axilares para determinar qué tan avanzada está la enfermedad.

Otra herramienta indispensable es la cirugía reconstructiva. Consiste en mejorar el aspecto estético de la paciente tras una cirugía de cáncer de mama. Que quede claro: no hablamos de vanidad; hablamos de salud emocional. Las repercusiones emocionales y psicológicas que conlleva la pérdida de un seno son enormes. En la gran mayoría de los casos la reconstrucción puede ofrecerse a la par de la cirugía para remover el cáncer, y es un derecho innegable que tienes. Sólo unos pocos, muy pocos casos, requieren hoy en día que la reconstrucción se lleve a cabo tiempo después de la cirugía inicial. Hay varias técnicas y modalidades. Valora con tu equipo médico qué opción es la mejor para ti.

Radioterapia intraoperatoria

En la actualidad, la cirugía de mínima invasión y la radioterapia intraoperatoria no sólo se llevan a cabo en clínicas privadas, los organismos de seguridad pública, como el Instituto Nacional de Cancerología (Incan) y otras instituciones públicas, ya ofrecen esos tratamientos.

¿Cómo funciona la radioterapia intraoperatoria? A las pacientes que tienen las características para acceder a este tratamiento, es decir, que son candidatas, se les aplica radioterapia durante la intervención quirúrgica. El proceso se realiza mientras la paciente está dormida, de tal forma que cuando despierta ya ha sido operada y ha recibido la radioterapia.

Hay otro tipo de radioterapia a la que se le llama "radioterapia externa". Se utiliza un aparato grande y complejo que emite radiación a distancia y se dirige a una parte específica del cuerpo. Muchas veces se cree que con la radioterapia pueden quemarte una parte del cuerpo que no tiene relación con el cáncer de mama, como el pulmón, el corazón o la piel. Al respecto quiero decir que los primeros equipos que se usaban para realizar este procedimiento tenían radiación no controlada. La falta de medición podía provocar efectos secundarios adversos considerables, como quemaduras de piel, tejidos blandos, pulmón, corazón, etcétera. En la actualidad los aparatos, instalados en lugares adecuados y operados por un equipo de especialistas, son seguros; se utilizan de forma muy satisfactoria para alcanzar los objetivos propuestos y con la menor cantidad de efectos adversos.

Quimioterapia

Se trata de aniquilar por medio de medicamentos, por lo general a través de las venas, utilizando el torrente sanguíneo, a las células malas, tanto en el lugar donde inició el tumor, como aquellas que pudieran estar circulando por el cuerpo. La quimioterapia tiende a ser más específica en eliminar un tipo de células malignas; ya no es tan generalizada como antes, además de que se busca que haya mejor tolerancia en el cuerpo de los pacientes en cuanto a efectos adversos.

Muchas veces se compara la quimioterapia con un veneno, debido a su origen. Se sabe que las primeras bombas químicas contenían una sustancia llamada gas mostaza, la cual estaba destinada a aniquilar seres humanos sin dañar estructuras arquitectónicas. Cuando aparecieron las primeras víctimas de los efectos del gas, los patólogos les practicaron la autopsia y descubrieron algo interesante: las células que normalmente se replicaban de manera muy acelerada detenían su multiplicación. Fue así como surgió la idea de aplicar ese tratamiento a las personas diagnosticadas con cáncer.

La propuesta no era descabellada, pues, como hemos visto en capítulos anteriores, el cáncer se caracteriza por la replicación desordenada de células. Aun así, los médicos se cuestionaron si al prescribir esa sustancia no estarían usando veneno; sin embargo, como no había muchas opciones de cura, decidieron intentarlo. Así, uno de los primeros agentes quimioterápicos fue la mostaza nitrogenada, derivada del gas mostaza, que sí era un veneno. Para su sorpresa, se obtuvieron resultados espectaculares en pacientes con cáncer, y así comenzaron las quimioterapias.

En la actualidad, si bien la quimioterapia no es inocua y tiene efectos adversos, no tiene nada que ver con aquellos primeros experimentos que se hicieron, en los cuales realmente se administraban medicamentos muy tóxicos. En nuestros días, la quimioterapia presenta grandes avances y ejerce una función muy específica que trata de disminuir, cada vez más, los efectos no deseados en los pacientes.

Existen pruebas genéticas, llamadas genéricamente "pruebas de diagnóstico molecular", que pueden predecir con alto grado de certeza qué pacientes con cáncer de mama requerirán quimioterapia. Su uso es cada vez más común. Funcionan con base en el estudio de ciertos genes que están presentes en los tumores y predicen qué tan probable es que el cáncer regrese en un futuro. En particular, en Mexico Breast Center utilizamos una prueba que estudia 12 genes, que predice con gran exactitud qué pacientes tienen un alto riesgo de recurrir y por lo tanto serán beneficiadas por el uso de quimioterapia.

En pacientes con cáncer de mama sólo es posible realizar esas pruebas en etapas tempranas. Es un hecho científicamente conocido que hasta dos tercios de las pacientes con cáncer de mama en etapas iniciales no requieren ni se benefician del uso de quimioterapia. Una razón más para que te quites el miedo y empieces a revisarte ya.

Terapias biológicas

También existen otras alternativas conocidas como terapias biológicas, las cuales buscan evitar daños muy específicos que el cáncer puede producir en tu cuerpo. Por lo general estos tratamientos son muy bien tolerados, brindan resultados óptimos, casi no tienen efectos adversos y permiten que te restablezcas de forma más rápida. Lo malo es que son muy costosos, y lo digo en serio. Sin embargo, si las características de tu cáncer lo requieren, deberás tener acceso a estas terapias en instituciones públicas de salud.

Terapias hormonales

Las terapias hormonales también podrían formar parte de tu tratamiento si así lo requieres. Anteriormente afirmé que ciertos cánceres se alimentan de hormonas. Pues bien, las terapias de este tipo tienen la finalidad de evitar que ciertas hormonas lleguen a lugares de tu cuerpo donde pueden causar daño y hacer que regrese el cáncer. Que quede claro: este tratamiento no elimina las hormonas, sólo las neutraliza. De lo contrario, las mujeres empezarían a tener la voz ronca y les saldría barba y bigote, entre otras cosas.

Hay muchas tecnologías que están surgiendo y que disminuyen las reacciones inflamatorias, los procesos de cicatrización y las estancias intrahospitalarias, además de ayudar en el rápido restablecimiento de la vida tal cual era antes de la enfermedad.

Cabe recordar que cada tratamiento, como lo he mencionado a lo largo de este libro, será propuesto por tu médico con base en las características de tu padecimiento y tus necesidades, entre otros factores. Algo muy importante que debes considerar es que todos estos tratamientos cambian y se revolucionan de forma muy dinámica todo el tiempo.

Con la información que te brindo, pretendo que si un médico te ofrece cualquiera de estos tratamientos seas capaz de exponerle tus miedos y preguntarle todo en relación con lo que tú conceptualizas sobre dichos procesos. Así podrás abordarlos libremente con tu médico.

¿QUÉ PASA SI COMBINO LA DETECCIÓN OPORTUNA CON UN BUEN TRATAMIENTO?

Recuerdo el caso de Leticia, a quien de manera oportuna se le detectó cáncer en la mama izquierda. Se trataba de un tumor pequeño. Una vez que analizamos todos los elementos para diseñarle un tratamiento, se le programó una cirugía de mínima invasión. Leticia llegó a las 7 am al hospital. La cirugía, cuya finalidad era retirar el tumor y eliminar el cáncer de su seno, se llevó a cabo a las ocho. También se le extrajo el ganglio centinela, el cual se reportó libre de cáncer. Mientras Leticia estaba bajo los efectos de la anestesia le aplicamos radioterapia a través de la incisión de la intervención quirúrgica. Al mediodía, Leticia estaba de regreso en la Unidad de Cirugía Ambulatoria; a las dos de la tarde fue dada de alta y quedó completamente tratada de ese cáncer. Además, con base en el estudio de diagnóstico molecular, no requirió quimioterapia, y sólo se complementó su tratamiento con terapia hormonal, la cual consistió en tomar una pastilla todos los días por un periodo determinado.

El caso de Leticia es un ejemplo de lo favorable que puede llegar a ser el escenario. Claro, eso depende en gran medida de qué tan temprano establezcamos el diagnóstico. Por eso resultan tan importantes las campañas de detección oportuna de cáncer de mama.

Por el contrario, cuando las pacientes son diagnosticadas tardíamente, un tratamiento exitoso puede demorar hasta dos años, con un porcentaje de curación muchísimo menor que las pacientes que son diagnosticadas de manera temprana y oportuna.

En condiciones ideales, un diagnóstico temprano puede conllevar un tratamiento muy rápido y poco invasivo. Un tratamiento prolongado tiene muchas implicaciones físicas, psicológicas, emocionales, sociales, laborales, económicas y familiares.

Cuando empieces tu tratamiento y sigas las recomendaciones que he mencionado en capítulos anteriores, tendrás expectativas muy apegadas a la realidad. En consecuencia, tu camino será muchísimo más fácil y menos doloroso que en los casos en que las expectativas no son claras.

7
Hablemos de cáncer

Antes de explicar cómo debes hablar de cáncer de mama con las personas que te rodean, es importante recordar que si combinamos las diversas circunstancias de todas las mujeres diagnosticadas con este padecimiento, como etapas clínicas, tipos de cáncer y tumores, edades y factores individuales, la posibilidad de sobrevivir a la enfermedad es de alrededor de 65 por ciento.

Ese porcentaje comprende pacientes de instituciones sanitarias públicas y privadas de México, lo cual quiere decir que de cada 100 mujeres que son diagnosticadas con cáncer de mama sobreviven 65. Así, la expectativa que debes tener es que dos terceras partes de la población afectada continuarán con su vida. Sin importar si te atiendes en un establecimiento público o privado, tu probabilidad de supervivencia es alta (siempre y cuando tu hospital y tu equipo médico sean serios).

Sin embargo, es fundamental que estés bien informada y participes de manera activa en la toma de decisiones con el fin de que el proceso sea sólo un suceso más en tu vida; una enfermedad que vino y se fue. Y, tal como lo analizamos en capítulos anteriores, cuanto antes se detecte y mejores sean las manos en las que te pongas para el tratamiento, el porcentaje de supervivencia se incrementará de forma notable.

CÓMO ABORDAR EL TEMA CON LAS PERSONAS QUE TE RODEAN

Recuerdo a menudo el caso de Ana María, quien entendió muy bien qué tipo de cáncer de mama tenía y toda la información acerca de su caso. Con el conocimiento que adquirió sobre su enfermedad se formó expectativas reales del camino que emprendería e inició su tratamiento con un panorama muy claro de lo que ocurría. Organizó una reunión con sus amigas para comunicarles su diagnóstico, pero, al no hacerlo de manera eficaz, generó un clima de miedo generalizado, al grado de que la propia Ana María terminó consolando a sus invitadas, que se asustaron muchísimo.

¿Por qué debes tener cuidado al comunicar tu diagnóstico y los detalles de tu enfermedad? ¿Por qué, cuando decides quién o quiénes quieres que te acompañen en este nuevo camino, debes ser eficaz en la comunicación?

Para hablar de cáncer: quítale la carga emocional negativa
Como vimos en un capítulo anterior, culturalmente algo muy común en la sociedad es que, cuando hablamos de cáncer, de forma inevitable agregamos una carga emocional negativa.

Todas las palabras de nuestro vocabulario están asociadas a una carga emocional (positiva o negativa), pero las palabras y los sucesos en sí mismos son neutros. La palabra *cáncer* no debería tener carga emocional ni positiva ni negativa. ¿Por qué? De entrada, por las estadísticas que compartí contigo, según las cuales en la actualidad hay muchas más probabilidades de sobrevivir al cáncer de mama que de morir por esa causa.

Claro que esa desmitificación viene acompañada de todo el conocimiento que tengas del cáncer de mama que te hayan diagnosticado. Esa información te dará una perspectiva muy acertada, así como expectativas reales de tu pronóstico.

Para comunicarlo a las personas que te rodean: entiéndelo tú primero

¿Qué tan importante es que entiendas lo que te está pasando? Aunque la persona que te acompañó a la consulta estará muy bien informada sobre el diagnóstico, los demás no. Tarde o temprano tendrás que acercarte a círculos que no están familiarizados con el proceso que estás viviendo y que carecen de los datos que tú tienes. Si tu conocimiento es amplio, puedes volverte una educadora o facilitadora, alguien que disminuya la ignorancia y el miedo que comúnmente hay en torno al cáncer de mama.

Por ejemplo, si te diagnosticaron una enfermedad de este tipo, en el trabajo tendrás que solicitar días de incapacidad o permisos. Lo más probable es que tus jefes o compañeros de trabajo se enteren o te pregunten el porqué de tus constantes ausencias. Por lo tanto, tienes que ser muy clara al comunicarte, para que el concepto de la enfermedad cambie y la gente tenga un conocimiento mucho más nítido. Es muy peligroso que uses esta información en tu beneficio, por ejemplo, para abusar de la incapacidad laboral. Debes ser responsable en el manejo de estos aspectos.

Para escuchar: aprende a seleccionar la información que recibes

Recuerda que los latinoamericanos desbordamos cariño y afecto. Pero muchas veces ese afecto y cariño nos ciegan a la hora de emitir opiniones y dar consejos. También solemos dar consejos sobre aspectos que no conocemos, o bien pedimos recomendaciones a la gente menos capacitada para ello.

¿Acaso nunca has pedido consejos de pareja a un divorciado? Seguramente lo has hecho, sin duda por el afecto que te une a esa persona, pero no por la autoridad que tenga sobre el tema. Debes saber que, motivadas por el cariño que te tienen, muchas personas se acercarán a ti para decirte cómo debes llevar el proceso del cáncer de mama.

Cuando esto suceda ten presente que, aunque te los ofrezcan con todo el amor del mundo, muchas veces esos consejos no se basan en información real o adecuada, o no se aplican en tu caso.

Por tal motivo, si tienes los conocimientos necesarios, podrás detener la propagación de información equivocada.

Para comunicarlo a los hijos: llamar las cosas por su nombre

Si tienes hijos, uno de los pasos más difíciles es comunicarles tu diagnóstico, sobre todo si son pequeños. Un error común es que los padres tienden a disminuir la importancia de la enfermedad o hablan con eufemismos.

Un ejemplo es cuando les dices a tus hijos: "Mamá tiene una bolita". ¿Qué tiene de malo esta frase? A la larga, la imagen puede tener consecuencias devastadoras. Vamos a suponer que un día tu hijo detecta una pequeña protuberancia o hinchazón, producto de un golpe o de otra circunstancia, en alguna parte de su cuerpo. ¿Qué va a pasar? Sentirá gran alarma porque relacionará cualquier factor extraño con algo malo: ausencia y enfermedad grave. Lo anterior se debe a que en su momento le explicaste que mamá tenía una bolita y eso trajo como consecuencia la ausencia.

Así pues, mi consejo es que no cambies los nombres de las cosas y tampoco transmitas, en las palabras que usas, cargas emocionales negativas. Puedes expresarte de la siguiente manera: "Mamá tiene una enfermedad que se llama cáncer... La van a tratar (de tal o cual modo), por lo que quizá haya algunos cambios en la familia..."

La idea es que siempre seas muy clara y específica. ¿Por qué? Porque los niños no son tontos y tarde o temprano se van a enterar de todo. ¿Quieres que lo sepan por la fuente adecuada y amorosa que eres tú? ¿O prefieres que se enteren por una fuente desinformada y sensacionalista que sólo les va a generar miedo? Debes, pues, seleccionar muy bien tus palabras, siempre teniendo en cuenta la edad del niño, y explicar perfectamente qué está pasando.

Para comunicarlo a los padres: sé concisa, precisa y clara

Si eres una paciente joven y deseas comunicar el diagnóstico a tus padres, ¿cuál es la recomendación? La misma que en el apartado anterior: no suavizar ni exagerar los hechos, sino darles su justo valor, con la veracidad que merecen. Sobre todo es muy importante transmitir las expectativas que ya generaste con base en la información sobre tu diagnóstico.

Para vivir con cáncer: evita sacar provecho de tu diagnóstico
Es necesario que entiendas que no debes dejarte llevar por la facilidad que este proceso ofrece para obtener ganancias secundarias. ¿A qué me refiero?

Gracias a la desinformación, el miedo y la ignorancia que hay alrededor del cáncer, es fácil caer en la tentación de sacar provecho de la situación. Esto sucede, en primer lugar, debido a la carga emocional de la palabra *cáncer*. Así, el proceso podría hacerte pedir más días de incapacidad o permisos de los que realmente necesitas. También corres el riesgo de incurrir en la manipulación sentimental de tus seres queridos: tu pareja, tus hijos o tus padres.

Te lo expongo tal cual porque es muy fácil llegar a una situación como ésa. Y la verdad es que el manejo responsable del cáncer de mama te otorgará un crecimiento mayor que las ganancias secundarias que puedas obtener mediante la manipulación emocional y psicológica de la gente que te rodea. Esto se aplica, particularmente, en el ámbito laboral, sobre todo por el gran desconocimiento de empleadores y subordinados acerca de estos procesos.

En suma, te recomiendo no utilizar ninguna forma de manipulación porque los precios son altos. En cambio, si te conviertes en una persona que sabe transmitir, educar y tiene un manejo responsable del cáncer de mama que le han diagnosticado, ganarás la admiración y el cariño de la gente que te acompaña. Seguramente crecerás mucho en el trayecto que te espera.

Que sepas comunicar tu diagnóstico no quiere decir que tengas que decírselo a todo el mundo. Tú y nadie más que tú decide a quién sí y a quién no hablarle del proceso por el que estás pasando. Recuerda: en la medida en que logres ser clara, las personas van a responder de forma adecuada. Pero si de entrada no entiendes lo que está pasando, es fácil que te victimices, que caigas y te paralices. Por eso es indispensable hablar del cáncer tal cual es, sin cambiar el nombre de las cosas, sin esconderlas, disfrazarlas ni atribuirles cargas emocionales.

El cáncer de mama es lo que es; mediante el correcto entendimiento del proceso podrás alcanzar un crecimiento personal derivado de esta experiencia. Tú decides con quién y cómo lo compartes. Y recuerda que un manejo asertivo y responsable de la información siempre te brindará incontables beneficios.

8
Medicina integrativa y otras alternativas

En colaboración con la doctora Michelle Hernández

En la actualidad, la complejidad del sistema médico hace que todos los involucrados en él se pierdan en su laberinto. Médicos, enfermeras, personal administrativo, directivos de hospitales, aseguradoras, y sobre todo los pacientes, pueden llegar a extraviarse en un mundo tan complejo como el sistema de salud.

Además, no vivimos realmente en un sistema de salud, sino de enfermedad. ¿Por qué? Porque sólo cuando existe un diagnóstico se actúa y se echa a andar toda la maquinaria. Y en ella el más desprotegido es el paciente.

Se me viene a la mente el caso de Fernando, hombre maduro de aproximadamente 58 años de edad que acudió al hospital por una crisis hipertensiva. Su médico responsable era cardiólogo, quien durante la revisión detectó que Fernando era diabético. Por tal razón, mandó llamar a un endocrinólogo, quien descubrió que Fernando también tenía problemas de circulación en las piernas. Al padecer insuficiencia venosa periférica, Fernando fue tratado también por un cirujano vascular.

Posteriormente, durante su internamiento, Fernando tuvo un periodo de confusión y breve pérdida de memoria, lo que trajo como consecuencia que se involucrara un neurólogo.

Imagina todo el proceso y cómo se sentía Fernando en medio de esa vorágine. ¿Qué estaba pasando? Que cada médico se enfocaba sólo en su especialidad. Cada uno se limitaba a mirar una parte del todo, sin ocuparse del resto. Es decir, el cardiólogo se concentraba en el corazón y daba indicaciones y pedía estudios buscando solucionar los problemas correspondientes a su área. El problema es que el endocrinólogo, el cirujano vascular y el neurólogo actuaron de la misma manera. Al no haber comunicación entre los diferentes especialistas, el proceso se volvió muy difícil para Fernando, en especial cuando las prescripciones de un médico interferían con el tratamiento de los otros. Y más aún cuando cada uno suspendía medicamentos o aumentaba dosis para atender las necesidades de su especialidad.

¿Y cuál fue el resultado? Fernando estuvo casi un mes en el hospital, tiempo que se hizo más largo y pesado porque no había liderazgo médico ni comunicación entre especialistas. Al final todo se tornó cada vez más complejo para el paciente y para los propios médicos. Fernando, después de todo, obtuvo resultados exitosos en su tratamiento, pero con altos costos debido a los estudios que solicitaron los especialistas y la larga estancia en el hospital por la falta de un diagnóstico unificado. Si Fernando no hubiera tenido seguro de gastos médicos mayores, su caso hubiera sido, desde el punto de vista económico, devastador.

En la actualidad, esto es muy común. Cuando dos o más especialistas se involucran en un tratamiento, con frecuencia se enfocan en una pequeña parte del cuerpo o únicamente en la enfermedad por la que el paciente decidió ir a consulta. Esto se debe a que los médicos no se comunican para mirar juntos el panorama completo.

LA IMPORTANCIA DE CONSIDERAR EMOCIONES Y CREENCIAS

A lo largo del tiempo, la medicina ha dado pasos agigantados gracias a descubrimientos tecnológicos que han logrado posicionarse como elementos útiles de diagnóstico y tratamiento en múltiples especialidades. Sin embargo, en los últimos años, aun con esos avances, quizá tú o alguien que conoces han sentido gran inconformidad con el sistema de salud, ya que tales descubrimientos no están disponibles en todas las unidades o no son accesibles para todos los bolsillos.

Otro problema es que los descubrimientos tecnológicos no han resuelto los grandes retos de salud ni los diagnósticos complejos de pacientes como Fernando. Tampoco han proporcionado nuevas alternativas a lo que los médicos enfrentamos día con día, ya que las enfermedades crónico-degenerativas continúan siendo los padecimientos más comunes en la población. Recuerda que esas enfermedades —entre las que se cuentan la diabetes, la hipertensión y el cáncer— afectan un órgano de forma importante y pueden causar su deterioro paulatino. En consecuencia, los pacientes han dejado de ser evaluados como un todo; el resto de sus órganos, sus emociones y creencias pierden importancia, y ellos pasan a ser un número de expediente en las unidades de salud.

Éstas son sólo algunas de las numerosas razones por las que los pacientes se ven en la necesidad de iniciar una búsqueda de métodos complementarios y alternativos. Ante tal inconformidad, los médicos debemos fortalecer la confianza que nos brindan los pacientes al poner en nuestras manos lo más valioso que tienen: su salud y su vida.

MEDICINA INTEGRATIVA: ¿CÓMO PUEDE ACOMPAÑARTE EN ESTE PROCESO?

En respuesta a esta problemática global, en muchas instituciones internacionales prestigiadas de salud, como también en Mexico Breast Center, incorporamos la medicina integrativa para acompañarte durante el proceso, en el cual los médicos involucrados vamos de la mano contigo. Seguramente en estos momentos viene a tu mente una serie de ideas y preguntas acerca de esta valiosa herramienta.

Podemos iniciar aclarando que esta medicina es cien por ciento segura, ya que la "buena medicina se basa en la buena ciencia" y cada uno de sus métodos se ha evaluado mediante múltiples estudios de investigación que han probado su eficacia. La medicina integrativa ya es parte de diversas instituciones de salud en México y el mundo. Pero ¿qué es exactamente?

Se trata de un modelo que pretende sanar los padecimientos mediante un enfoque integral en el que se evalúa al paciente como un todo. Su objetivo es facilitar la respuesta de curación complementando las mejores herramientas de la medicina convencional con herramientas alternativas, en aspectos en los que la medicina convencional se encuentra limitada. Esto nos permite brindarte mayor calidad de vida con lo mejor de dos mundos.

En general buscamos modificar tu estilo de vida, mantener una relación de confianza y acompañamiento en la que podamos tomar decisiones en conjunto respecto del mejor camino para ti. Entre sus principios, este modelo de atención se enfoca por completo en el paciente, lo que significa involucrarnos en todos los factores que influyen en tu salud, como tu mente, espíritu, cuerpo y entorno. Incorpora terapias como acupuntura, yoga, medicina tradicional china, medicina ayurveda, herbolaria, suplementos nutricionales naturistas y equilibrio, entre muchas otras. Todo ello con una intención: fortalecer tu sistema inmune y resolver de forma efectiva el origen de la enfermedad, cualquiera que éste sea.

Sabemos que la enfermedad genera confusión y ansiedad. Esto puede llevarte a buscar respuestas que no siempre se ofrecen en sitios accesibles y seguros para ti como paciente. Por ello, este modelo se propone empoderarte y hacerte partícipe de la toma de decisiones, además de brindarte la información necesaria para que seas capaz de comprender, aceptar, apegarte y adoptar todas las medidas necesarias para vencer la enfermedad.

Seguramente te preguntarás: "¿Qué otras medidas pueden ayudarme a mí o a mi ser querido a salir lo mejor librados de esta situación?" y "si no he sido diagnosticada con esta enfermedad, ¿cómo puedo reducir ese riesgo?"

La respuesta a esos cuestionamientos es otra pregunta: ¿qué estás dispuesta a cambiar en tu estilo de vida y entorno para lograr tu objetivo? Un tratamiento o una reducción de riesgo requieren, como lo mencioné en capítulos anteriores, conocer el origen de la enfermedad que buscamos atacar o evitar.

La medicina integrativa contempla los siguientes aspectos para la sanación y la modificación de la evolución de las enfermedades.

1. La relación médico-paciente

Como hemos mencionado, es muy recomendable que establezcas una relación de confianza y cercanía con tu médico, que sientas que tus creencias e ideales son comprendidos y respetados, y que se te brinde la información necesaria para tomar decisiones; sin duda, esto te permitirá recuperar el control de tu vida ante esta adversidad y obtener mejores resultados.

2. El enfoque mente-cuerpo-espíritu

Cuando se detecta una enfermedad no sólo hay repercusiones físicas; la mente y el espíritu también pueden resultar afectados. Para la medicina integrativa, todo tratamiento debe abarcar estos tres aspectos: cuerpo, mente y espíritu, los cuales se alteran en un padecimiento. También es importante entender y corregir, en caso necesario, algunas circunstancias de tu entorno que pueden llegar a afectarte. Por ejemplo, en un proceso como éste muchas mujeres son abandonadas física o emocionalmente, y esa circunstancia debe ser atendida con el mismo interés que la parte física.

Como ejemplo, quiero hablarte del caso de María. Ante el diagnóstico de cáncer de mama, ella se vio afectada en su cuerpo, en su mente y en su espíritu. De manera errónea, se le propuso un tratamiento que sólo contemplaba la parte física, es decir, su cuerpo, y durante el proceso su actitud fue pesimista y negativa. Esto se debió a que nadie acompañó a María para brindarle un tratamiento paralelo enfocado en la parte mental y espiritual. El esposo de María, a quien puedo definir como un hombre emocionalmente inmaduro, no supo reaccionar de manera correcta ante el diagnóstico, y María sufrió abandono emocional de su parte.

¿Qué habría sido necesario en este caso? Cuando María acudió con nosotros en busca de un tratamiento de medicina integrativa pudo darse cuenta de lo que ocurría, cambiar las circunstancias y enfrentarse de manera más positiva a su enfermedad. Al mismo tiempo desarrolló la capacidad de hacer frente a los efectos nocivos de su entorno, hablando específicamente de su esposo. Y él, mediante ese proceso, entendió cuáles eran las necesidades de María.

El caso de María pudo tener un final feliz gracias al manejo integral de la enfermedad, en el que se contemplaron los aspectos físico, mental y espiritual, además del entorno de la paciente.

3. Integración de la medicina convencional y la medicina naturista

Todo lo que hasta ahora hemos visto nos permite comprender, tanto a médicos como a pacientes, que no existe un solo tipo de medicina. Según diversos estudios, combinar la medicina convencional (como la oncología) con la medicina naturista (como la acupuntura), por mencionar un ejemplo, puede facilitar el proceso de curación.

4. Modificar tu estilo de vida: alimentación y uso de suplementos alimenticios

Como lo mencioné anteriormente, hay pruebas científicas de que ciertos alimentos pueden contribuir a debilitar el sistema inmune y favorecer el crecimiento y el desarrollo de tumores malignos.

Es bien conocido que el sobrepeso y la obesidad se relacionan con la presencia de enfermedades crónico-degenerativas, incluyendo cáncer, por lo que resulta vital poner en práctica estrategias nutricionales que te permitan disminuir el riesgo de desarrollar un tumor.

En general, me refiero a una dieta antiinflamatoria, caracterizada por ser rica en antioxidantes y baja en azúcar; también busca evitar alimentos procesados y refinados con miras a disminuir los niveles de estrógeno (hormonas) en tu cuerpo. Entre los productos que se sugiere evitar se encuentran el alcohol y los alimentos con alto contenido calórico.

Probablemente pensarás que es el fin del mundo, puesto que la gran mayoría de los productos que tienes a tu disposición en supermercados y restaurantes contienen grandes cantidades de carbohidratos (azúcar). Sin embargo, para tu tranquilidad debo decirte que la situación no es tan grave como parece: puedes incorporar a tu dieta alimentos sanos y ricos que te ayudarán a disminuir los niveles de estrógeno en tu cuerpo, sentirte mejor y gozar de óptima salud.

Con base en la ciencia, la medicina integrativa propone ciertos alimentos fáciles de conseguir y que pueden hacer realidad las estrategias nutricionales; por ejemplo, linaza, crucíferos (brócoli, col, coliflor), pescado (salmón de Alaska, atún rojo, sardinas, aceite de pescado <omegas>), nueces, jengibre, cúrcuma, bayas, cítricos, ajo, ginseng, té verde y jitomate.

Estas estrategias resultan particularmente útiles en pacientes que requieren quimioterapia, ya que les permiten prepararse ante los efectos adversos del tratamiento.

También hay suplementos alimenticios que puedes incluir en tu dieta y que aportan los mismos beneficios.

5. Acupuntura

La acupuntura se emplea desde hace tres milenios en la medicina tradicional china. Ha sido reconocida por la Organización Mundial de la Salud (OMS) como herramienta útil en el manejo del dolor y para otras aplicaciones, con pocos o casi ningún efecto adverso.

Básicamente, la acupuntura consiste en la inserción de agujas estériles (limpias) en sitios anatómicos conocidos como "meridianos energéticos". Éstos son puntos estratégicos localizados en músculos, terminaciones nerviosas y regiones con elevado riego sanguíneo.

La acupuntura se considera una herramienta útil para tratar el dolor en pacientes con cáncer, ya que eleva los niveles de sustancias que disminuyen los estímulos dolorosos. Se ha demostrado, asimismo, que la acupuntura no sólo permite mitigar el dolor, sino que contrarresta síntomas como náusea y vómito que producen ciertos tratamientos.

La medicina integrativa ofrece un conjunto de opciones que están rompiendo paradigmas. Esos nuevos esquemas benefician de forma directa a los pacientes e indirectamente a los médicos, al disminuir la necesidad de tratamientos agresivos, invasivos, dolorosos o con efectos secundarios severos.

Así que no olvides lo siguiente:

- Es importante llevar a cabo una práctica médica comunitaria que tenga como finalidad el bienestar integral de los pacientes y de la que todos podamos sentirnos orgullosos.
- Debes buscar y exigir que se te brinde una medicina empática y de calidad, que te considere como un todo.
- Médicos y pacientes constituyen un binomio que mediante el trabajo en equipo deben establecer un firme precedente y ejemplo para futuras generaciones.
- Debemos incorporar en nuestro estilo de vida las estrategias mencionadas, ya que para crear una sociedad saludable son necesarias la prevención y la promoción de la salud.

9
Salud física vs. salud emocional, ¿cuál es más importante?

En colaboración con la psicóloga Stephanie Barber

Recuerdo el caso de Diana. Todo parecía indicar que se trataba de cáncer de mama en etapa temprana con alta probabilidad de curación. Sin embargo, cuando el médico le dio el diagnóstico, fue frío y le puso interés únicamente a la parte física del padecimiento. ¿Cómo se lo dijo a Diana? ¡De golpe y sin nada de tacto! Le medio explicó que con una cirugía radical tenía probabilidad de curarse. Es decir, el doctor le dijo que iba a ser necesario remover su seno, hacer uso de quimioterapia y, quizá, de radioterapia. Nunca le mencionó la posibilidad de hacer una cirugía reconstructiva. Durante varios días, Diana no durmió, estaba muy intranquila, de mal humor.

Finalmente, decidió pedir una segunda opinión con los especialistas que conformamos Mexico Breast Center. En la consulta me explicó lo que le había dicho su médico. El diagnóstico era correcto, sin embargo, el doctor nunca le dio importancia al papel de las emociones de Diana ni a cómo ella debería enfrentar, desde el punto de vista emocional, la enfermedad. A ella le quedaba clara la parte física y sin embargo no encontraba paz, a pesar de saber que tenía muchas probabilidades de curarse.

Este es un caso muy claro de cómo el tratamiento para el cáncer de mama debe abordar la parte emocional con la misma importancia y peso que la parte física. Sí, el objetivo es dar salida a lo físico, pero no se le debe restar importancia a la salud emocional y a todo lo que hay alrededor de tu diagnóstico.

Siempre se debe cuidar la parte emocional del proceso porque, aunque los resultados del tratamiento sean buenos, es importante darle tiempo al paciente de procesar la pérdida. ¿A qué me refiero con pérdida? A perder un seno, por ejemplo. Perder un seno representa una gran pérdida de un simbolismo de feminidad que, de manera cultural, le hemos impuesto a este órgano. Por tal motivo, es muy relevante lo que sucede cuando se toma esta medida en el tratamiento, tanto para tu salud física como para la psicológica, sexual y social.

Si como médicos sólo nos concentramos en curar el cuerpo, estamos dejando atrás una parte muy importante en el restablecimiento de la salud integral. Por eso es necesario verte como un todo y recordar que eres un ser físico, emocional y social, y que es necesario procurar el restablecimiento de la salud en estas tres áreas.

¿CÓMO PUEDES IDENTIFICAR EL ÁREA DE BIENESTAR PSICOEMOCIONAL?

El área de bienestar psicoemocional abarca todo lo referente al apoyo brindado en tu círculo cercano, dado que la salud o enfermedad que puedas tener también afecta el entorno familiar. Por ello, es importante detectar probables alteraciones en el núcleo: tu esposo, tus hijos o tus padres.

Un diagnóstico como el cáncer trae consigo cargas e ideas preconcebidas que tocan miedos fundamentales, los cuales pueden desencadenar crisis emocionales y estados vulnerables en la personalidad. Si aunado a lo anterior te encuentras en alguna situación de vida complicada o enfrentas algún problema personal, el diagnóstico puede resultar aún más amenazante. Por estas razones, Mexico Breast Center cuenta con un grupo de profesionales de la salud mental que ofrecen el apoyo que cada paciente requiere.

¿Cómo es esto posible? Considera lo siguiente: con el simple hecho de acudir a realizarte estudios de mama sin tener dolor, sin tener una bolita, ni nada por el estilo, se elevan tus niveles de ansiedad y angustia. El pensamiento muy frecuente al acudir a realizarte estudios es: "¿Y si me encuentran algo?" Entonces, tu ansiedad y angustia comienzan a aumentar incluso antes de que haya un diagnóstico. Cuando el resultado es favorable y no hay nada sospechoso, esos estados desaparecen. Pero cuando en los estudios se detecta algo inusual, los niveles de ansiedad y angustia se vuelven a incrementar. Y más aún cuando, después de realizar la biopsia, se llega a un diagnóstico definitivo: cáncer.

El punto es que, en el mejor de los casos, son ocho días aproximadamente los que transcurren entre que decides hacerte los estudios y se determina el diagnóstico de cáncer. En algunas instituciones de salud, principalmente públicas, este lapso puede durar varias semanas o, incluso, meses. De manera que en lo que definimos la situación de la salud física es necesario no dejar atrás la salud emocional. Por lo tanto es importante que, en este periodo, haya un acercamiento con algún tipo de apoyo. La ayuda emocional no necesariamente tiene que venir de un psicoterapeuta o de un profesional capacitado para esto. El médico puede ser el primer contacto.

Se ha comprobado que los niveles de ansiedad y angustia disminuyen cuando recibes información, por la estrecha relación entre la ansiedad y la incertidumbre. Entonces, cuando tu médico te brinda un panorama claro de dónde estás parada, los niveles de ansiedad y angustia disminuyen aun cuando sean malas noticias. De esta manera, debes estar muy consciente de que el doctor representa un primer contacto, quien debe ser sensible y responder a tus necesidades psicológicas y emocionales. Y esto es algo que se ha olvidado mucho, pues es muy común que los doctores lancen, de manera consciente o inconsciente, este mensaje: "Yo voy a curar tu cuerpo, pero de lo demás que se encargue alguien más".

Es necesario que tu médico evalúe si es necesario que acudas con un profesional de la salud emocional. Debes saber que no sólo tú puedes acudir a terapias de este tipo, también tu pareja, tus hijos, tus padres y las personas de tu familia que así lo requieran.

Lo anterior no se debe descartar porque ante un diagnóstico de cáncer es muy común que se susciten crisis emocionales, ya sea por el simple diagnóstico o de manera posterior a ciertos procedimientos o tratamientos que recibiste. En caso de darse estas etapas de crisis, es indispensable estar pendiente de tus necesidades emocionales con el objetivo de poder solventarlas de manera eficiente y rápida.

¿Por qué se dan estas crisis emocionales? Como lo mencioné en un inicio, el cáncer de mama trae consigo una serie de pérdidas. Desde la pérdida (temporal o no) de la salud hasta la de un órgano tan importante como un seno, o bien, de la estabilidad emocional o económica. También es posible que se desencadenen desestabilizaciones en el ámbito familiar, laboral y social. De manera que, a pesar de que tengas un buen pronóstico y de que la probabilidad de que te cures sea alta, no hay que olvidar que este proceso, como todas las pérdidas, requiere llevar a cabo una etapa de sanación. Y en este sentido, tanto los médicos como tú misma y las personas que te rodean deben estar muy pendientes de lo que está sucediendo.

¿A QUIÉN TE DEBES ACERCAR PARA BUSCAR BIENESTAR PSICOEMOCIONAL?

El acercamiento se lleva a cabo a partir del diagnóstico de tu médico, quien deberá estar pendiente para brindar el acompañamiento y la contención necesarios para ti y tu familia.

Una vez que se cuenta con el diagnóstico, se deben plantear las opciones de tratamiento psicoterapéutico en caso de que se requiera.

1. Psicoterapia (individual, de pareja o familiar)

Proceso terapéutico profundo, a mediano y largo plazo, basado en la palabra. Busca hacer consciente lo inconsciente para sanar heridas del pasado y dejar de manifestarlas en el cuerpo.

2. Intervención en crisis

Intervención de 3 a 6 sesiones, muy específica y con el objetivo de que recuperes el control de tu día a día.

3. Terapia tanatológica

Trabajo terapéutico con tu parte consciente. Tiene una duración de 8 a 12 sesiones. El objetivo es recuperar la visión de tu vida (presente a futuro) y los recursos que tienes para seguir adelante.

4. Terapia de grupo

A la par se ofrece, de acuerdo con tus necesidades, toda una serie de servicios informativos y formativos, como cursos, talleres, conferencias, testimonios, etcétera. Esto con el fin de brindarte a ti y a tu familia toda la información necesaria, tanto del cuadro físico como de las implicaciones emocionales que ayudarán a reducir los estados de ansiedad ante la situación que enfrentan.

5. Grupos de apoyo

Sólo una persona que ha sido diagnosticada con cáncer de mama puede entender por lo que estás pasando. Por lo tanto, lo grupos de apoyo son también muy importantes y deben estar dirigidos y orientados por algún especialista, donde no se permita la victimización ni la manipulación, ya que esto, en lugar de aportar un beneficio, puede devenir en perjuicios muy graves. Los grupos de apoyo deben tener como objetivo la construcción de puentes y mecanismos de ayuda enfocados hacia el optimismo y el entusiasmo. De otra manera, no funcionan.

Bajo el esquema anterior, y de acuerdo con tu estado emocional y tus necesidades, podrás contar con el apoyo de una o varias de las opciones a la vez.

¿QUÉ ACTIVIDADES EXISTEN PARA REDUCIR TU ANSIEDAD Y ESTRÉS?

Realmente, ésta es una muy buena oportunidad para replantearte cuáles son las prioridades de tu vida, ya que quizá pases por un momento en el que estés más bien sobreviviendo que viviendo. Aunque en el fondo cada uno de nosotros sabe cuáles son las cosas que nos ayudan a disminuir el estrés, aunque no te hayas planteado esta pregunta, quizá sí sepas lo que te gusta: bailar, leer, ir al cine. Por ahí podrías empezar.

También existe una serie de actividades que inherentemente están diseñadas para la relajación. Por ello, dentro del modelo de atención emocional se recomienda el desarrollo de actividades que tienen como objetivo trabajar en la disminución de los niveles de ansiedad y estrés.

Algunas de estas actividades son yoga, *mindfulness*, meditación, reiki, tai chi, chi kung, flores de Bach, entre otras, las cuales buscan lograr el equilibrio tanto energético como espiritual. Hay evidencia científica de que todo esto contribuye a tu bienestar general y a una mayor probabilidad de éxito en tu tratamiento.

Además, el estar en contacto con estas rutinas permite que encuentres una sensación de "estar bien", "estar centrada", y por lo tanto consciente de lo que te pasa para poder soltar y sanar de forma integral: física, emocional, mental y espiritualmente.

¿QUÉ TIPO DE INTERVENCIÓN PSICO-EMOCIONAL DEBES RECIBIR DE ACUERDO CON LAS ETAPAS DE TU TRATAMIENTO?

Durante el periodo de evaluación y diagnóstico es posible que enfrentes un estado de incertidumbre que te puede confrontar con la muerte (real o fantasiosamente) de forma sorpresiva e intensa. Es en esta etapa cuando te encuentras más vulnerable y es posible que requieras una intervención en crisis, intervención corta, directa y con objetivos específicos para devolverte la posibilidad de lidiar con tu realidad. Al mismo tiempo, existe la opción de un apoyo psicoemocional más profundo, medianate el cual se explorará tu historia personal.

El trabajo conjunto del área médica y psicológica es fundamental para poder brindarte la atención que necesitas, buscando lograr una salud integral que te permita enfrentarte a la vida desde una postura sana, auténtica y fuerte. Por ello es muy importante que estés consciente del tipo de intervención psicoemocional que debes recibir, de acuerdo con las etapas de tu tratamiento.

Si vas a estudios de rutina

Por lo general, cuando vas a estudios de rutina tu estado emocional no depende de la consulta *per se*. El médico debe sugerir algún tipo de apoyo en caso de notar algún nivel de ansiedad centrado en una posible fantasía de enfermedad, o bien, note o tú le comuniques alguna situación emocional personal.

Si vas a diagnóstico

Tu médico valorará la situación emocional en la que llegas, así como la intensidad de tus miedos y fantasías de enfermedad. Si estás en un estado de vulnerabilidad evidente, deberá referirte con algún profesional que haga intervención en crisis. Si el doctor detecta un nivel de ansiedad importante tendrá que enviarte al área de bienestar psicoemocional para una valoración e intervención subsecuente adecuada.

Si hay sospecha (biopsia)

El estado de incertidumbre en esta etapa genera mucho miedo y moviliza fantasías de muerte muy fuertes, las cuales pueden desestabilizarte fácilmente. El médico, explicando esta situación, puede sugerirte apoyo psicoemocional como parte del proceso de diagnóstico.

Si hay diagnóstico positivo (confirmación de cáncer)

Se sugiere que el psicoterapeuta esté presente en el momento del reporte diagnóstico. Si accedes a ello, el especialista en salud emocional podrá darte el apoyo profesional necesario.

Si el diagnóstico de cáncer es negativo

Es cuando se te ofreció el apoyo psicoemocional previo. Una vez recibido el reporte negativo, habrá que valorar tus niveles de ansiedad.

Si vas para planeación de tratamiento (Tx)

Es un momento emocionalmente vulnerable para ti, por lo que es muy probable que se sugiera apoyo psicoemocional desde el inicio.

Si estás en Tx

Lo más probable es que en esta etapa ya te encuentres con algún tipo de apoyo psicoemocional. De lo contrario, nuevamente se te hace saber que puedes recurrir al área de bienestar psicoemocional, donde puedes encontrar apoyo durante el proceso.

Si estás al final del Tx

Es un momento en que la incertidumbre vuelve a aparecer y el miedo a la vida y a la muerte se presenta al mismo tiempo, generando mucha angustia. El regreso a la vida sin enfermedad puede resultar paralizante, y es recomendable el espacio psicoterapéutico para analizar los miedos y retomar la fuerza que necesitas para enfrentar la vida, asumiendo el estado de salud recuperado.

Si estás en seguimiento

En esta etapa es muy común que llegues a cada cita médica reviviendo la incertidumbre y fantasías de un diagnóstico positivo. De esta manera, tu médico evaluará, en caso de que no tengas algún tipo de apoyo psicoemocional, el nivel de ansiedad que presentes y los miedos que manifiestes para sugerir ayuda en caso de que no la tengas.

Es muy importante que sepas que, durante este proceso, alguien, quien tú decidas, debe estar disponible como soporte emocional y para dar contención a todo lo que estás pasando. Esta persona puede ser tu pareja, una amiga o algún familiar cercano, pero siempre debe estar pendiente de tus otras necesidades. Porque, aunque estés bien físicamente, no hay que olvidar la parte espiritual, mental, emocional y psicológica, ya que cada caso es diferente.

Epílogo

TESTIMONIAL DE ALEJANDRA

ENTIENDO POR LO QUE ESTÁS PASANDO Y ESTOY AQUÍ CONTIGO

Hola. Déjame presentarme. Soy Alejandra. Tengo 46 años. Estoy casada con Juan, un gran hombre con el que tengo dos hijos maravillosos, ambos varones, de 19 y 16 años.

Me considero una mujer preparada e inteligente. Tengo carrera y dos maestrías. Trabajo y hoy me considero muy independiente.

Hace cinco años algo se rompió: mi paz. Escuchar la palabra "cáncer" cuando estaban hablando de mí, de mi seno, fue terrible. ¿Yo? ¿Estás seguro? Pero ¿por qué? No puede ser. Tristeza, enojo, angustia, dolor, pánico, no sé cuál de todas esas cosas era más fuerte en ese momento. Me sentí perdida, extraviada, dolida en lo más profundo de mi ser. Le llamé a Juan y se lo solté de golpe: "¡Tengo cáncer de mama y me voy a morir!" Sólo hubo silencio del otro lado del teléfono. Y después: "¿Qué? ¿Dónde estás? ¿Qué pasó? No te mueras, por favor…"

Llegué a casa y él ya estaba ahí, desconsolado, confundido, preocupado. Platicamos largamente acerca de lo que me había dicho el médico. Como yo estaba segura de que todo iba a estar bien, ni siquiera le avisé a Juan que me harían una biopsia. Pobre. Ahora puedo entender su confusión. Me dijo: "Vamos a salir de ésta, nos va a ir bien". ¿Por qué hablaba en plural? ¿"Nos"? ¿A qué te refieres? ¡La enferma soy yo! ¡Tú no tienes vela en este entierro! Sólo atinó a responder: "Estamos enfermos, es de los dos, yo también estoy en este barco".

Y una semana después empezó todo: cirugía, reconstrucción… que si el ganglio, que si el implante, que si la manga del muerto… Dolor, mucho dolor. Drenajes, terapias, rehabilitación. ¡Era real! Sí estaba sucediendo, sucediéndome. Ahí fue mi encontronazo con la realidad. ¿Me voy a morir? ¡No! Por supuesto que no. Me hacen falta tantas cosas por vivir. Algo pasó. Algo cambió. Me di cuenta de que necesitaba hacer algo, pero ¿qué? ¡Pues de entrada no morirme!

Empecé a leer y a preguntar. Tuve la gran fortuna de estar en manos de un equipo de médicos muy profesionales que me acompañaron durante todo el camino. Respondían mis llamadas y mis preguntas. Tuve una larga sesión de preguntas con mi cirujano oncólogo. Hicimos equipo. Yo me comprometí a hacer todo lo necesario para salvarme. Él, por su parte, a brindarme la información necesaria para que yo tomara decisiones y a guiarme por el escabroso camino que tenía enfrente.

Inicié un camino de sanación, por dentro y por fuera. Me recomendaron ir con una nutrióloga especialista en cáncer, parte del grupo de expertos. Cambié mi dieta. En un principio no me gustó pero curiosamente empecé a sentirme mejor. Bajé de peso casi sin darme cuenta. Fui también con una psicóloga del grupo. Me di cuenta de que había algunas cosas de mi pasado y de mi presente que estaban enfermas también. Poco a poco me fui percatando de lo abandonada que me tenía. Había dejado de hacer y de comer las cosas que me hacen bien por seguir una corriente absurda en la que está metida la mayoría de la gente. No estaba viviendo; estaba sobreviviendo. Decidí que mi prioridad iba a ser yo. También le entré a la onda de la medicina integrativa y te puedo decir que casi no tuve molestias durante la quimio y la radioterapia.

Tuve el apoyo de Juan y de mis hijos. Hicimos cambios familiares también. Las largas caminatas juntos es de lo que recuerdo con más cariño. Sin celulares ni distracciones. Sólo nosotros cuatro.

Fueron meses largos. Conocí a mucha gente: médicos, enfermeras, técnicos, camilleros, secretarias, y también a otras pacientes como yo. Gente linda y otra no tanto. Quimioterapia, radioterapia y no sé cuántas cosas más. Laboratorios, análisis, estudios y pruebas constantes. Lo peor: ¡mi vida privada era más pública que un módulo de información turística!

Se me cayó el cabello. ¡Mi precioso y preciado cabello! Juan se rapó y estuvo así hasta que mi cabello regresó. Yo lloraba y él me consolaba. Nos tomamos fotos y hoy nos reímos mucho de ellas.

Fue un camino difícil, no lo voy a negar, pero también fue enriquecedor y de gran crecimiento. Desde el momento en que me di cuenta de que en verdad podría morir empecé a hacer cosas diferentes. Si me iba a morir iba a hacerlo por la puerta grande, haciendo las cosas que nunca me atreví a hacer y para las cuales nunca tenía tiempo. Escribí cartas a muchas personas queridas diciéndoles lo que significaban para mí, dándoles las gracias por haber sido parte de mi vida en algún momento. Hice tiempo para los amigos y la familia queridos. Ya no me quedaba callada. Si algo me gustaba o no, lo decía. Me volví auténtica. Fue liberador dejar de vivir con los protocolos sociales establecidos.

Y crecí. Me volví la mejor versión de mí misma. Una mujer independiente en todo el sentido de la palabra. Una energía insospechada me invadió. Quería hacer cosas, muchas cosas: ¡quería vivir! Poco a poco el miedo, la tristeza y el pánico fueron desapareciendo, abriendo paso a la alegría, la serenidad y el entusiasmo. No me malinterpretes, hubo y hay aún momentos de enojo y desesperación, pero hoy veo la vida diferente, no dando por sentado nada.

Hace algunos meses se hicieron los estudios de los cinco años, esos que te dicen que lo lograste y… lo logré. Pero no lo hice sola. Un esposo como no hay dos y mis bellos hijos me acompañaron. Me dieron fuerza cuando no había de donde sacarla. Me dieron esperanza. Nunca se dieron por vencidos. *Gracias* es una palabra demasiado pequeña para agradecer. Los amo.

Todo el equipo de profesionales que me dieron lo mejor también hizo esto posible. Nunca me abandonaron. Están todos ustedes en mis oraciones. Gracias por devolverme la salud.

Y tú, que estás leyendo estas líneas, gracias también. No tengo el gusto de conocerte, pero de alguna manera sé quién eres y por lo que estás pasando. Yo fui tú y tú serás yo. Ten fe.

No pierdas la esperanza. Trabaja duro. Nada se moverá si no te metes a fondo. Comprométete y haz que las cosas sucedan. Vive este proceso en paz de la mano de Dios. Alégrate por cada bocanada de aire que entra en tus pulmones. Aprende a ver lo hermoso que tiene cada momento. Agradece que hoy estás viva. Da lo mejor que tengas en cada momento. No pretendas ser de acero porque eso no existe. Date permiso de ser débil y vulnerable en esos momentos de flaqueza. Y después saca fuerzas de la nada. Rodéate de gente que te haga una mejor persona y camina siempre para adelante. Nunca olvides quién eres y lo que te trajo hasta aquí. Vive con alegría, nadie sabe qué va a pasar mañana.

Te escribo esto con la admiración y el respeto que mereces simplemente por afrontar tus miedos y seguir adelante. Recuerda que las noches más oscuras permiten ver las estrellas más brillantes.

Por último, gracias Dios por permitirme ser parte de tu obra.

Alejandra

Agradecimientos

El éxito del tratamiento de una paciente con cáncer de mama depende de una gran maquinaria en la que cada engrane es fundamental. Integrar un equipo humano de excelencia no es tarea fácil. He tenido la fortuna, a través de los años, de encontrar en mi camino gente preparada y dedicada, pero sobre todo con una calidad humana insuperable. Hoy todos ellos forman parte de una gran iniciativa llamada Mexico Breast Center, que tiene como objetivo entregar las mejores opciones de tratamiento integral a cada paciente que nos honra con su confianza, sin olvidar que en cada caso que tratamos hay una madre, una esposa, una hija, una mujer valiosa que merece respeto y cariño.

Es un orgullo para mí trabajar con estos maravillosos seres humanos, sin los cuales mi carrera nunca hubiera tenido sentido. Este libro es el resultado de años de experiencia, trabajo duro y de la colaboración con este gran equipo de gente.

El empeño, dedicación, compromiso, responsabilidad, respeto y amor con el que cada uno de ustedes se desenvuelve es un ejemplo de vida. Las palabras nunca han sido suficientes para expresar la admiración y cariño que siento por ustedes. Desde muy adentro de mi corazón: GRACIAS.

Dra. Sofía Valanci
Dra. Michelle Hernández
Dr. Rodrigo Rubio
Dr. Nicolás Domínguez
Dra. Lourdes Santos
Dr. Juan Enrique Bargalló
Lic. en TFR Isabelle Aloi-Timeus
Lic. en psicología Stephanie Barber
Dr. Juan Alberto Serrano
Dra. Fabiola Flores
Rocío Gamboa

El libro del Cáncer de mama, Gerardo Castorena Rojí
se terminó de imprimir en el mes de marzo de 2019
en los talleres de Diversidad Gráfica S.A. de C.V.
Privada de Av. 11 #4-5 Col. El Vergel, Del Iztapalapa,
C.P. 09880, Ciudad de México.